Angela Paula Löser

Wenn Krebspatienten Fragen stellen
Was Pflegekräfte und Betroffene wissen müssen

Angela Paula Löser

Wenn Krebspatienten Fragen stellen

Was Pflegekräfte und Betroffene wissen müssen

2., überarbeitete Auflage

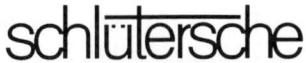

Die Deutsche Bibliothek – CIP-Einheitsaufnahme

Löser, Angela:
Wenn Krebspatienten Fragen stellen : was Pflegekräfte und Betroffene
wissen müssen / Angela Paula Löser. – Hannover : Schlütersche, 2001
ISBN: 3-87706-799-9

Anschrift der Autorin:
Angela Paula Löser
Altenbrucher Damm 83
47269 Duisburg

Angela Löser ist Lehrerin für Pflegeberufe, Pflegedienstleitung und Fachkrankenschwester für Onkologie.

Mehr wissen – besser pflegen!

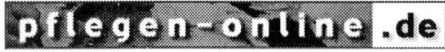

Besuchen Sie unser Pflegeportal im Internet.

© 2002 Schlütersche Druckerei und Verlag GmbH & Co. KG
Hans-Böckler-Allee 7, 30173 Hannover

Die im Folgenden verwendeten Personen- und Berufsbezeichnungen stehen immer gleichwertig für beide Geschlechter, auch wenn sie nur in einer Form benannt
sind.

Gestaltung:	Schlütersche GmbH & Co. KG, Verlag und Druckerei, Hannover
Satz:	PER Digitaler Workflow GmbH, Braunschweig
Druck und Bindung:	Druck Thiebes GmbH, Hagen

Inhalt

5

Der kleine Unterschied

Tränen
eines Menschen
berühren –
sie führen zu
Aufmerksamkeit,
Zuwendung
und oft auch
zu einem
verstehenden Gespräch

Tränen
eines Patienten
verstimmen,
konfrontieren sie doch
mit den Grenzen
den eigenen Fähigkeiten;
überfordern sie
doch nur zu oft
die eigenen
seelischen Kräfte.

Die Konsequenz
im besten Fall:

Schweigen

(oder
das Angebot
einer Spritze)

Claudio Kürten

Einleitung

Wenn Krebspatienten Fragen stellen. Der Titel dieses Buches zeigt schon, auf welche spezielle Problematik hier eingegangen wird, oder anders gesagt, dass es das Anliegen des Buches ist, Fragen zu beantworten.

Fragen stehen hier im Mittelpunkt. Fragen, die bereits bei der Verdachtsdiagnose »Krebs« oder bei bestehender Tumorkrankheit und Behandlung auftreten können. Viele dieser Fragen belasten den Betroffenen, zwingen ihn in eine Situation, in der er seine Kräfte und seine Energie nicht nur in die Bekämpfung der Krankheit investieren muss, sondern auch noch in den Kampf gegen Lebensängste und fundamentale Unsicherheiten.

Krebs erzeugt Angst und Unsicherheit. Mancher Patient mag das verschweigen. Immer öfter jedoch wird gefragt, werden Antworten verlangt. Nicht nur Antworten auf die Frage: »Wie lange lebe ich noch?«. Krebs ist heute nicht mehr eine Krankheit, die unabwendbar zum Tode führt. Krebs ist behandelbar, Krebs ist sogar heilbar. Menschen, die an Krebs erkrankt sind, müssen sich allerdings oft Behandlungen unterziehen, die langwierig und reich an Nebenwirkungen sind. Die Fragen, die sie dann haben, lauten oft so: »Werden mir die Haare ausfallen?« – »Warum bekomme ich neuerdings so schlecht Luft?« – »Ist es normal, wenn ich diese Schmerzen im Mund habe?« – »Was kann ich nur gegen diese Müdigkeit tun?«

Dieses Buch ist der Versuch, die häufigsten Fragen onkologischer Patienten und ihrer Angehörigen in kurzer und leicht verständlicher Form zu beantworten oder wenigstens Hilfen zur eigenen Problemlösung aufzuzeigen. Es geht schlicht darum, die Betroffenen während ihrer Erkrankung und Behandlung zu unterstützen. Das Buch kann auch im Rahmen der Pflegeberatung eingesetzt werden, um einen schnellen Zugriff auf die Fragen des Kranken zu finden.

Dennoch können die Antworten in vielen Bereichen nur als Empfehlung gelten. Es wird auch kein Anspruch auf Vollständigkeit erhoben, aber vielleicht lässt sich doch manche Fragen, die bislang ohne Antwort blieb, eher beantworten.

1. Allgemeine Fragen zur Krankheit »Krebs«

Ist Krebs eine Erkrankung, die nur den modernen Menschen betrifft?
Krebserkrankungen gibt es schon, seit es Menschen gibt. Allerdings werden die Menschen heute wesentlich älter, als noch vor 100 Jahren. Allein deshalb wird Krebs häufiger erlebt.

Woher kommt der Begriff »Krebs«?
Möglicherweise führte eine metapherhafte Vorstellung vom Krebs zur Begriffsprägung der »Krebserkrankung«. Der Krebs, also das Tier, zeigt ähnliche Merkmale wie die Erkrankung: Er lebt vielfach im Verborgenen, bewegt sich räumlich verschiebend und kann Schmerzen verursachen.

Warum fällt es so schwer, offen und ehrlich über die Krebserkrankung zu sprechen?
Vielfach besteht auch heute noch der Eindruck, dass eine Krebserkrankung unweigerlich zum Tod führt. Gedanken an diese Krankheit verbinden sich daher schnell mit Bildern eines qualvollen Siechtums, mit Schmerzen, Angst und einem langen Leidensweg. Dass heute viele Tumorleiden geheilt werden können oder dass es wirkungsvolle Methoden gibt, die Lebensqualität der Betroffenen zu verbessern, daran denken viele Menschen nicht.

Führt Krebs unweigerlich zum Tod?
Nein. Heute lassen sich viele Krebserkrankungen vollständig heilen. Bei anderen, bei denen eine endgültige Heilung nicht möglich ist, lässt sich die verbleibende Zeit bis zum Tod verlängern und die Lebensqualität häufig sehr verbessern.

Warum haben die meisten Menschen mehr Angst vor der Krankheit Krebs, als vor anderen Krankheiten?
Das negative, Angst besetzte Bild der Krankheit Krebs ist durch eine besondere geschichtliche Entwicklung geprägt. Früher hielt man Menschen, die an Krebs erkrankten, für besonders schuldbeladen oder gar bösartig. Sie hatten die Krankheit sozusagen »verdient« und wurden deshalb oft geächtet und aus der menschlichen Gesellschaft ausgeschlossen werden. Noch immer sind diese Vorurteile bei vielen Menschen – bewusst oder unbewusst – vorhanden und machen ein Gespräch über Krebs sehr schwierig.

Ist Krebs ansteckend?
Nein. Krebserkrankungen zählen nicht zu den ansteckenden Krankheiten. Krebs kann also nicht von einem Menschen auf einen anderen übertragen werden.

2. Einige Fachbegriffe zur Krankheit Krebs

Was wird als Metastase bezeichnet?
Metastase ist der Fachbegriff für die so genannten »Tochterzellen«. Diese vom Primärtumor abgesprengten Zellen können über verschiedene Wege zu anderen Organen gelangen und sich dort ansiedeln. Sie vermehren sich und bilden die Tochtergeschwülste.

Auf welchen Wegen können sich Metastasen verbreiten?
Metastasen können hämatogen (auf dem Blutweg), lymphogen (auf dem Lymphweg), kanaliculär (entlang von Gewebespalten) oder entlang seröser Häute (am Bauch- oder Rippenfell entlang) abgesiedelt werden.

Wann spricht man von einem Rezidiv?
Ein Rezidiv liegt vor, wenn ein Tumor nach einer zunächst erfolgreichen Heilung, Entfernung oder Vernichtung wieder auftritt.

Was ist eine Regression?
Der Begriff Regression bezeichnet das Zurückschreiten auf eine frühere Entwicklungsstufe. Im Rahmen der Tumorerkrankung und -behandlung ist damit das Sich-Zurückentwickeln, das Sich-Verkleinern des Tumors gemeint.

Was ist eine Remission?
Von einer Remission spricht man, wenn die Tumorerkrankung zum Stillstand gekommen ist und zur Zeit nicht weiter fortschreitet.

Was ist eine Progression?
Hiermit ist das Weiter-Fortschreiten einer Tumorerkrankung gemeint. Der Tumor vergrößert sich oder breitet sich räumlich zunehmend aus.

Wann spricht man von einer adjuvanten Therapie?
Adjuvant heißt vorbeugend. Eine adjuvante Therapie ist eine ergänzende Therapie nach vollständiger Entfernung eines Tumors. Sie wird zur Vorbeugung eines Rückfalls durchgeführt.

Wann spricht man von einer kurativen Therapie?
Curare heißt heilen. Bei einer kurativen Therapie geht man also von einer Heilung aus.

Wann spricht man von einer palliativen Therapie?
Pallium bedeutet so viel wie bemänteln, einhüllen, schützen. Bei einer palliativen Therapie kann kein Ziel im Sinne einer Heilung mehr erreicht werden. Der Tumor

ist hierfür meist schon zu weit fortgeschritten oder der Allgemeinzustand des Patienten erlaubt den Einsatz invasiver (eingreifender) Behandlungsverfahren nicht. Palliative Behandlungsmethoden haben das Ziel, die Lebensqualität zu verbessern und/oder die Lebenszeit zu verlängern. So kann es z. B. das Ziel einer palliativen Therapie sein, Schmerzen zu vermeiden, die Entstehung von Hirndruck durch die Durchführung einer Schädelbestrahlung zu verhindern oder die orale Nahrungsaufnahme durch die Einlage einer Kunststoffüberbrückung zu erhalten.

Was ist ein In-situ-Stadium?
Mit diesem Fachbegriff wird das Vorhandensein einer Kolonie entarteter Zellen bezeichnet. Es handelt sich jedoch noch um ein »Vorstadium« der Krebskrankheit, d. h. es hat noch keine lokale Ausbreitung stattgefunden.

Was bedeutet der Begriff »Karzinom«?
Hiermit wird eine bösartige Erkrankung, die vom Oberflächengewebe (Schleimhaut, Drüsen, Haut) des Körpers ausgeht, bezeichnet. Die jeweilige Lokalisation, d. h. das betroffene Gewebe wird in der Bezeichnung vor diesen Begriff gestellt. Bsp. Mamma-Karzinom (Brustkrebs) oder Prostata-Karzinom (Krebs der Vorsteherdrüse).

Was bedeutet der Begriff »Leukämie«?
Hierbei handelt es sich um Blutkrebs. Dabei sind die weißen Blutkörperchen entartet und vielfach in unreifen oder mengenmäßig veränderten Formen vorhanden. Die weißen Blutkörperchen können so ihre Funktion (Immunabwehr) nicht mehr wahrnehmen, der Betroffene ist hochgradig infektionsgefährdet. Jede kleine Infektion kann für ihn zu Lebensbedrohung führen.

Was bedeutet der Begriff »Lymphom«?
Hierbei handelt es sich um die bösartige Veränderung lymphatischen Gewebes. Man spricht auch von »Lymphkrebs«.

Was bedeutet der Begriff »Sarkom«?
Hierbei handelt es sich um eine vom Bindegewebe des Körpers (Muskel, Knochen, Sehnen) ausgehende bösartige Erkrankung.

3. Die Entstehung von Krebs

Wer bekommt Krebs?
Da vielfach erst das Zusammentreffen verschiedener Faktoren zur Entstehung eines bösartigen Tumors führt, lässt sich die Wahrscheinlichkeit nur teilweise bestimmen. Wer sich gesund ernährt, für ausreichenden Schlaf und möglichst wenig Stress sorgt, wer über befriedigende soziale Kontakte verfügt, wer sich keinen chemischen Noxen (Giften) oder Krebs erregenden Substanzen aussetzt, wer regelmäßig Sport treibt, wer sich verändernde Organismusfunktionen sensibel wahrnimmt und diese abklären bzw. entfernen lässt, kann die Krebsgefahr minimieren. Dennoch gibt es auch bei Menschen, die diese »Krebs vermeidenden« Verhaltensformen leben, Krebserkrankungen.

Wie entwickelt sich ein bösartiger Tumor?
Zunächst kommt es zur Entstehung einer bösartigen Zelle durch Veränderung der Erbinformation (Chromosomen) im Zellkern. Wenn diese Zelle nicht von den körpereigenen Reparaturmechanismen erkannt und zerstört wird, können sich daraus schließlich neue Tumorzellen bilden. So entsteht eine größere Zellkolonie und später ein Tumor.

Warum bilden sich aus der einen entarteten Zelle neue Krebszellen?
Ein Vergleich mit einer Kopie verdeutlicht die Entstehung von Krebszellen: Hat man im Papieroriginal eines Schriftstückes durch Tipp-Ex eine Veränderung vorgenommen, wird in jeder Kopie diese Änderung enthalten sein. Es ist im Reproduktionsvorgang nicht mehr möglich, den Ursprungstext unverändert zu erhalten. So verhält es sich auch bei der Zellnachbildung. Ist die Zelle erst verändert, kann die neue nachproduzierte Zelle nur noch nach dem Muster der Veränderung, niemals aber wieder nach dem Muster der unveränderten, gesunden Zelle erfolgen.

Wann entwickeln sich erste, krebsartig veränderte Zellen?
Jeder ansonsten gesunde erwachsene Mensch produziert mehrere veränderte Zellen pro Tag. Diese werden jedoch normalerweise durch verschiedene Reparaturmechanismen, die der Körper besitzt, herausgefiltert und vernichtet.

Welche Faktoren können an der Entstehung einer Tumorerkrankung beteiligt sein?
Genetische, umweltbedingte, ernährungsbedingte Faktoren, chronische Entzündungen, Präkanzerosen (Krankheiten, die mit einer erhöhten Wahrscheinlichkeit zur Entartung von Gewebe führen können), lang andauernde körperliche oder psychische Überbelastungen werden ebenfalls als Ursachen für eine Tumorentstehung angenommen.

Wie lässt sich erkennen, ob genetische Faktoren vorliegen, die die Krebsentstehung fördern?
Generell ist davon auszugehen, dass Menschen, in deren Familie (Verwandte der geraden Linie) bereits mehrfach eine bestimmte Krebserkrankung vorkommt, wahrscheinlich ein höheres Risiko aufweisen, an dieser Erkrankung zu erkranken. Bei manchen Tumorkrankheiten lässt sich das Risiko anhand einer Genanalyse bestimmen. Doch nicht für alle Tumore sind verursachende Gene bereits identifiziert und auch der Nachweis bedeutet nur die Möglichkeit der Entstehung des Tumors, sagt aber nichts über den Grad der Wahrscheinlichkeit aus. Dies bedeutet: Wenn das Vorhandensein eines bestimmten Krebs begünstigenden Gens bewiesen wurde, kann damit keine Aussage über den Grad der Wahrscheinlichkeit des Auftretens der Tumorerkrankung gemacht werden.

Welche ernährungsbedingten Faktoren wirken sich Tumor begünstigend aus?
Generell gilt eine faserarme, fett- und kalorienreiche Ernährung als Krebs begünstigend. Insbesondere das Mamakarzinom (Brustkrebs) und die kolorektalen Karzinome (Darmkrebs) zeigen bei einer derartigen Ernährung eine erhöhte Inzidenz (Auftreten). Das Kehlkopf- und Zungengrundkarzinom findet sich häufiger bei einem gleichzeitig bestehenden Abusus (Missbrauch) von Nikotin und hochprozentigem Alkohol.
Konservierungsmittel, künstliche Farbstoffe, geräucherte Produkte, nitrathaltige Nahrungsmittel, gentechnisch veränderte Stoffe, zu hoch erhitzte Fette (insbesondere Butter zum Anbraten) und Schimmelpilze in der Nahrung gehören ebenfalls zu den potenziell Krebs erregenden Nahrungsmitteln.

Welche anderen Stoffe können auch zu Krebs führen?
Einige Medikamente (z. B. die so genannten Zytostatika, also Krebsmedikamente), Inhaltsstoffe von Kosmetika (z. B. Schwermetalle), Bleich- und Farbstoffe in der Kleidung, Inhaltsstoffe von Desinfektionsmitteln, synthetische Süßstoffe wie Cyclamat können Krebs erregend wirken. Es gibt unzählige Stoffe, die bewiesenermaßen oder potenziell (oft als Kombination) zu Krebs führen können.

Welche Stoffe aus der Umwelt sind Krebs erregend?
Insbesondere die UV-Strahlen, die während eines Sonnenbades auf die Haut gelangen, können zum gefürchteten Melanom (»schwarzer Hautkrebs«) führen. Inhaltsstoffe aus Lacken oder Farben können Leukämien verursachen. Teerprodukte, Lösungsmittel und Autoabgase kommen als Verursacher verschiedener Krebserkrankungen in Frage. Elektrosmog in der unmittelbaren Umgebung von Hochspannungsleitungen und radioaktive Strahlen werden zu den umweltbedingten »Krebsverursachern« gezählt.

Ab wann wirkt ein Faktor Tumor auslösend?
Genau lässt sich diese Frage nicht beantworten. Sicher ist jedoch: Je länger und je intensiver ein schädigender Faktor einwirkt und je mehr Faktoren zusammentreffen oder je höher die Konzentration einer krebsauslösenden Noxe ist, umso wahrscheinlicher ist eine Krebs begünstigende Wirkung. Verstärkt wird die Gefahr durch das Vorhandensein einer Prädisposition (erblichen Neigung) oder einer Vorschädigung des Gewebes. Im Alter oder bei gleichzeitig vorhandenen anderen Erkrankungen (z. B. Diabetes mellitus, Immunmangelerkrankungen) ist die Gefahr ebenfalls erhöht.

Entwickelt sich ein Tumor innerhalb kurzer Zeit?
Es gibt Tumorerkrankungen, bei denen sich ein schnell fortschreitender Verlauf innerhalb kurzer Zeit ergibt, wie z. B. bei einer Leukämie. Andere Tumore benötigen von der Entstehung der ersten entarteten Zellen bis zum Ausbruch der Erkrankung fünf bis zehn Jahre.

Ist Krebs vererbbar?
Es gibt bei verschiedenen Krebserkrankungen eine genetische Veranlagung. So erkranken Frauen, deren Verwandte ersten Grades an einem Mamakarzinom (Brustkrebs) leiden, viermal häufiger an diesem Tumor als Frauen, bei denen dieses Malignom in der Familie nicht vorkommt. Beim Kolonkarzinom (Dickdarmkarzinom) gibt es ebenfalls eine genetisch vererbbare Form. Auch bei vielen anderen Krebserkrankungen lässt sich eine erbliche Veranlagung nachweisen. Bei einigen Tumorerkrankungen ist das Gen in der Forschung bereits isoliert und nachgewiesen worden. Der Nachweis würde den Hinweis auf eine erhöhte Gefährdung, an diesem speziellen Tumor zu erkranken, belegen.

Wird ein während der Schwangerschaft auftretender Tumor auf das Kind übertragen?
Nein. Eine Übertragung von der Mutter auf das Kind geschieht nicht.

Können Tumorzellen eines Mammakarzinoms beim Stillen übertragen werden?
Nein. Tumorzellen werden beim Stillen nicht übertragen.

Ist es zu spüren, wenn sich ein Tumor im Körper entwickelt?
Das Entstehen der ersten entarteten, bösartigen Zellen ist nicht zu spüren. Erst wenn der Tumor schon einen größeren Umfang angenommen hat und die Krankheit bereits in einem fortgeschrittenem Zustand ist, kommt es zu Veränderungen, die der Betroffene dann auch spüren kann. Zunächst kommt es zu den so genannten Warnsignalen. (s. Seite 26).

Wie entsteht ein Tumor?

Bedingt durch beispielsweise Auswirkungen von Viren oder Karzinogenen (Krebs-verursachern) kommt es in den Chromosomen einer Zelle zu Veränderungen der Erbsubstanz. In vielen Fällen wird die Zelle als verändert erkannt und stirbt dann ab. Eine solche veränderte Zelle wird also nicht wieder in den erneuten Zellzyklus eingeschleust.

Wenn die Reparaturmechanismen des Körpers aber versagen oder zu viele entartete Zellen gebildet werden, kann nach einer so genannten Latenzzeit (Zeit, in der eine entartete Zelle besteht, sich jedoch noch nicht weiter vermehrt) eine Zellansammlung gebildet werden. Es entsteht ein Tumor.

Welche Reparaturmechanismen besitzt der Körper zur Vernichtung von Tumorzellen?

Es gibt Phagozyten (Fresszellen), die eine Krebszelle von außen als nicht artgerecht identifizieren und »auffressen«. Innerhalb der Zelle gibt es Boten- und Wirkstoffe, die in der Zelle zur so genannten Apoptose (selbstgesteuerter Zelltod) führen. Weiterhin besitzt der Organismus Zytokine (Wachstumsfaktoren) und andere Stoffe, die der Tumorzellvernichtung dienen. Bei einigen Tumoren bildet der Körper bestimmte Antikörper, d. h. chemische Stoffe, die sich spezifisch gegen die entstandenen Tumorzellen richten und diese zerstören.

Warum versagen die Reparaturmechanismen bei einigen Menschen und wann geschieht dies bevorzugt?

Im Alter funktionieren alle Regenerationsmechanismen wegen der verminderten Zellneubildung in einem reduzierten Maße. Zudem wirken Krebs auslösende Faktoren mit zunehmendem Lebensalter vermehrt und stärker ein, sodass sich gleichzeitig die potenzielle Entstehung entarteter Zellen – auch in verschiedenen Geweben – erhöht.

Möglicherweise besteht auch eine Verbindung zur stressbedingt reduzierten Immunabwehr, sodass die Abwehrmechanismen nach einer langen Stressphase nur noch reduziert wirksam sein können. Einige Menschen leiden auch an einem genetisch bedingten reduzierten Funktionszustand der Reparaturmechanismen.

Was kann man tun, um die Reparaturmechanismen nicht zu gefährden?

Im Rahmen einer Krebsprophylaxe ist eine ausgewogene Ernährung sicherlich sinnvoll. Sie sollte vitamin-, mineralstoff- und ballaststoffreich sein. Die Menge an tierischen Fetten, an leicht aufspaltbaren Kohlehydraten sollte gering sein und den Energiebedarf nicht übersteigen. Wichtig sind die so genannten Antioxidantien, Vitamin C, Selen und Gluthamin. Sie können im Rahmen der Ernährung als »Krebsprophylaxe« eingesetzt werden. Ausreichend Schlaf, Stressreduktion, ein maßvoller Kaffee-, Nikotin- oder Alkoholkonsum, ein zufriedenstellendes Sozialleben (Freunde und Bekannte helfen beim Abbau von Spannungen durch Gespräche) und Freude am Leben sind sicherlich Maßnahmen, die der Gesundheit des Menschen förderlich sind.

Schreitet eine Krebserkrankung immer gleich schnell voran?
Nein. Im Alter teilen sich die Zellen des Körpers weniger oft, sodass ein Tumor dann auch langsamer wächst. Allerdings gibt es Unterschiede zwischen den einzelnen Tumoren: Die jeweilige Wachstumsschnelligkeit ist abhängig vom Zelltyp und deren Teilungsrate sowie von der Lebensdauer der Krebszelle.

Zu welchen Veränderungen führt der Tumor?
Der Tumor wächst zunächst langsam und begrenzt auf das Ursprungsgewebe. Schließlich breitet er sich weiter aus und dringt auch in Nachbargewebe ein. Es kommt zur so genannten Infiltration. Der Tumor kann andere Gewebestrukturen verdrängen oder auf Nervengewebe drücken und so Schmerzen verursachen. Mit zunehmendem Fortschreiten der Erkrankung steigt auch die Gefahr, dass sich einzelne Zellen aus dem Tumorverband lösen, mit dem Blut- oder Lymphstrom zu anderen Lokalisationen (Orten im Körper) transportiert werden und dort dann Metastasen bilden. Einige Tumore bilden auch Stoffe, die sich auf den Hormonhaushalt auswirken und zu Veränderungen im Stoffwechselgeschehen führen.

4. Diagnose von Krebserkrankungen

Wann lässt sich eine bestehende Krebserkrankung diagnostizieren?
Ein Tumor ist erst ab einer bestimmten Größe diagnostisch nachweisbar. Zur Zeit liegt die Größen-Untergrenze der erkennbaren Tumoren bei zwei bis fünf Millimetern. Es werden jedoch Verfahren erforscht, mit denen sich auch einzelne Tumorzellen bzw. schon kleinste Tumorzellverbände farblich differenzieren und von gesunden Zellen unterscheiden lassen.

Welche Möglichkeiten können zur Diagnose eingesetzt werden?
Neben der allgemeinen ärztlichen Untersuchung (Anamnese und körperliche Untersuchung), können endoskopische, röntgenologische, labortechnische und sonografische Maßnahmen durchgeführt werden. Außerdem gibt es allgemeine und spezifische Laborparameter. Um ein Gewebe genauer zu untersuchen, werden möglicherweise auch Probebiopsien entnommen, denn nur die feingewebliche Untersuchung sichert die Diagnose.

Gibt es Warnsignale?
Ja, diese sind jedoch oft unspezifisch und zeigen sich oft erst in einem fortgeschrittenen Krankheitsstadium. Dazu gehören Gewichtsverlust, Müdigkeit, Schwitzen, Appetitmangel, Änderungen des Stuhlgangs, Husten.

Was sind endoskopische Methoden und in welchen Fällen werden sie eingesetzt?
Während einer Endoskopie wird mit einem in eine Körperhöhle eingeführten Instrument die dort befindliche Schleimhautoberfläche beleuchtet und gespiegelt. Der Untersuchende kann sich die Beschaffenheit der Schleimhaut anschauen und mit einer kleinen Zange Proben zur Untersuchung entnehmen. Der Verdacht auf einen Magen-, Darm-, Blasen-, Bronchial-, Mediastinal- (Brusthöhlenkrebs) oder Peritonealtumor (Bauchhöhlenkrebs), auf einen Ovarialtumor (Eierstockskrebs) würde eine endoskopische Untersuchung rechtfertigen.

Was sind sonografische Methoden und in welchen Fällen werden sie eingesetzt?
Bei einer Sonografie wird ein tieferliegendes Organ durch Ultraschallwellen dargestellt. Die Ultraschallwellen durchdringen die Körperschichten, die wegen ihrer unterschiedlichen Dichte mehr oder weniger Schallwellen absorbieren. Durch diese Untersuchung können Verdichtungen z. B. in den meisten Bauchorganen, in der Gebärmutter, in Darm oder Blase dargestellt werden.

Was sind röntgenologische Methoden und in welchen Fällen werden sie eingesetzt?
Röntgenaufnahmen werden insbesondere gemacht, um Veränderungen der Rippen oder der Lungen zu diagnostizieren (Röntgen-Thorax). Die röntgenologische Dar-

stellung der Bauchorgane (Abdomenübersicht) kann ohne oder mit Kontrastmittel durchgeführt werden. Die Darstellung nach Kontrastmittelverabreichung (per Einlauf) ermöglicht es dann auch, Veränderungen, die ins Darmlumen hineinragen bzw. Verengungen zu erkennen. In bestimmten Fällen werden auch Röntgenuntersuchungen von Skelettabschnitten vorgenommen, um eine mögliche Metastasierung erkennen zu können.

Das Computertomogramm ersetzt heute viele der früher noch üblichen Röntgenaufnahmen, da die Aufnahmen eine wesentlich höhere Aussagekraft haben.

Wann wird eine Computertomografie eingesetzt und was passiert dabei?
Eine Computertomografie wird zur Diagnostik solider Tumoren oder Metastasen eingesetzt, zur Darstellung ihrer Ausdehnung und Beziehung zu anderen anatomischen Strukturen. Dabei wird der Körper von einer ringförmigen Röntgenröhre bestrahlt, die dabei erhobenen Impulse aufgezeichnet und per Computer zu Bildern zusammengesetzt.

Was ist eine Szintigrafie und wann wird sie eingesetzt?
Bei der Szinitigrafie wird eine radioaktiv markierte Substanz injiziert. Diese wird in den Zellen bestimmter Gewebe gespeichert. Gewebe mit einer hohen Stoffwechselaktivität – wie z. B. Tumorgewebe – zeigt eine stärkere Anreicherung. Die Szintigrafie gibt damit die Lokalisation und die Anreicherung einer applizierten radioaktiven Substanz wieder. Daher können bestimmte Stoffwechselvorgänge wie auch spezifische Gewebeveränderungen sichtbar gemacht werden.

Was ist eine Positronen-Emissions-Tomografie?
Hierbei handelt es sich um eine spezielle bildgebende Technik, die eine Kombination von Szintigrafie und Computertomografie darstellt. Auch hier wird ohne einen chirurgischen Eingriff in das Innere des Organismus geschaut. Mit der Positronen-Emissions-Tomografie lassen sich sogar Stoffwechselabläufe bildlich darstellen. Der radioaktiv markierte, in den Geweben gespeicherte Traubenzucker wird aufgezeichnet und mittels Computer zu einem Bild zusammengesetzt.
Die Positronen-Emissions-Tomografie (PET) gibt den jeweiligen Glukosestoffwechsel von Geweben wieder. Einige Tumore haben einen höheren Glukosestoffwechsel als gesundes Gewebe. Eine verstärkte Anreicherung (erkennbar im PET-Bild) kann auf eine tumoröse Veränderung hinweisen.

Was ist eine Kernspintomografie-Untersuchung und wann wird sie durchgeführt?
Bei der Kernspintomografie-Untersuchung (auch Magnetresonanztomografie »MRT«) werden Wasserstoffmoleküle im Körper durch ein von außen aufgelegtes starkes Magnetfeld »angeregt«. Die dabei abgegebene Energie wird aufgezeichnet und per Computer zu einem Bild zusammengesetzt. Das Kernspin erfasst

letztendlich nur die Wasserstoffdifferenzen der Gewebe, stellt damit jedoch eine ausgezeichnete Möglichkeit zur Diagnostik von Weichteilstrukturen dar.

Wann wird eine Angiografie durchgeführt und welche Aussagekraft hat sie?
Eine Angiografie ist die Darstellung von Blutgefäßen, meist durch Einspritzen von röntgendichtem Kontrastmittel. Durch eine Angiografie lässt sich eine sehr exakte Aussage zum Verlauf von Blutgefäßen machen. So können z. B. die einen Tumor versorgenden Blutgefäße in ihrem Verlauf sowie in ihrem Ausmaß dargestellt werden. Auch lässt sich z. B. eine möglicherweise vorhandene »Gefäßverstopfung« im Bereich der Lungenstrombahn bei einer Lungenembolie erkennen.

Was ist eine Biopsie?
Eine Biopsie (aus dem griechischen: Das Lebende (Gewebe) betrachten) ist eine Entnahme von Körpergewebe, um es diagnostisch zu verwerten.

Wann wird eine Probebiopsie (Probegewebeentnahme) durchgeführt?
Sie sollte immer zur Sicherung der Diagnose durchgeführt werden, wenn der Verdacht auf eine bösartige Erkrankung im Sinne solider Tumoren geäußert wird. Denn erst die Biopsie gibt Auskunft über die Gut- bzw. Bösartigkeit von Gewebe.

Welche Formen von Biopsie gibt es?
Oberflächlich gelegenes Hautgewebe ist problemlos und Schleimhautgewebe evtl. endoskopisch zu erreichen. Manchmal ist jedoch eine Punktion (Feinnadelbiopsie) bei tiefer gelegenen Gewebeschichten notwendig. Sind diese mit einer Nadel nicht oder nicht zufriedenstellend zu erreichen, kann eine Gewebeprobe im Rahmen eines operativen Eingriffs (ggf. unter Vollnarkose) entnommen werden.

Worauf wird bei der Auswahl der Biopsiestelle geachtet?
Bei verschiedenen Tumoren (oder bei deren Vermutung) wird darauf geachtet, dass die Gefahr der Tumorzellverschleppung (d. h. das Abschilfern einzelner Tumorzellen, die dann an andere Geweben anhaften können) weitgehend ausgeschlossen ist, indem der verdächtige Bezirk komplett mit einem Sicherheitsabstand, d. h. unter Entfernung eines ausreichend gesunden Randgebietes, entnommen wird.

Warum wird bei einigen Tumoren wiederholt eine Lungenfunktionsprüfung vorgenommen?
Ein Tumorbefall der Lunge führt nicht selten zur gravierenden Lungenfunktionseinschränkung. Diese kann im Rahmen einer Lungenfunktionsprüfung festgestellt und in ihrem Verlauf überprüft werden.
Bei der Verabreichung bestimmter Zytostatika oder im Rahmen einer Bestrahlung des Brustraumes (auch bei Tumoren, die nicht die Lunge betreffen) kann es zu einem bindegewebigen Umbau der Lunge kommen, die ebenfalls durch eine Lun-

genfunktionsprüfung erkannt werden kann. Es ist wichtig, eine solche Veränderung möglichst frühzeitig zu erkennen, damit geeignete Maßnahmen eingeleitet werden können.

Warum wird bei einigen Behandlungen in kürzeren Abständen ein EKG (Elektrokardiogramm) erstellt?
Einige Zytostatika (Medikamente, die in der Chemotherapie verwendet werden) können sich schädigend auf den Herzmuskel auswirken und zu einer so genannten Kardiomyopathie (Veränderung des Herzmuskels mit entstehenden Funktionseinschränkungen) führen. Um die Entstehung einer solchen Veränderung möglichst frühzeitig erkennen zu können, wird ein EKG geschrieben. Gerade bei älteren Menschen ist diese Untersuchung sinnvoll, da bei ihnen wegen des Alters schon Veränderungen der Herzmuskelfunktion vorliegen können. Diese würden dann durch eine entsprechende Therapie verstärkt.

Welche allgemeinen Laborparameter geben Hinweise auf eine bestehende Tumorerkrankung?
Hierzu zählen:
* Verschiebungen im Blutbild (**Anämie** – Abnahme der Anzahl der roten Blutkörperchen, **Leukopenie** – Abnahme der Anzahl der weißen Blutkörperchen und **Thrombozytopenie** – Abnahme der Anzahl der Blutplättchen),
* erhöhte **Leberenzyme** (SGOT, SGPT, Y-GT) und
* eine erhöhte **Blutkörperchensenkungsgeschwindigkeit** (BKS/BSG).

Wie sind die Normalwerte der allgemeinen Laborparameter?
Die von der Fa. Fresenius herausgegebene Karte zeigt die Normalwerte der allgemeinen Blutparameter:

Blut	bisher	SI-Einheiten
Blutvolumen	♂71 ml/kg	
	♀66 ml/kg	
Erythrozyten	♂5 Mill./mm³	5,0 T/l
	♀4,6 Mill./mm³	4,6 T/l
Hämoglobin	♂14–18 g%	8,7 –11,2 mmol/l (Hb/4)
	♀12–16 g%	7,45–10,1 mmol/l (Hb/4)
Hb-E (MCH)	28–36 pg	1,74–2,23 fmol (Hb/4)
Hämatokrit	♂43,2–49,2%	
	♀35,8–45,4%	
Hämolyt.	0,32–0,48% NaCl	55–82 mmol/l NaCl
Resistenz	(110–165 mosm/l)	(110–165 mosm/l)
Retikulozyten	25 000– 50 000/mm³	25– 50 G/l
Leukozyten	5 000– 8 000/mm³	5– 8 G/l
Thrombozyten	200 000–300 000/mm³	200–300 G/l
Blutungszeit	1–3 Minuten	
Gerinnungszeit	3–6 Minuten (ven.)	

Blut (Fortsetzung)	bisher	SI-Einheiten
Prothrombinzeit	70–100% (Quick)	
Heparin-Rekalz.-Zeit	2–2,5 Minuten	
Thrombinzeit	um 15 Sekunden	
Fibrinogen	300–330 mg%	3,0 –3,3 g/l
Blutzucker (nüchtern)	75– 95 mg%	4,16–5,27 mmol/l
pH	7,36–7,42	
pCO_2 (art.)	33–45 mm Hg	4,4– 6,0 kPa
pO_2 (art.)	75–96 mm Hg	10,0–12,8 kPa
Standard-Bikarbonat	22–26 mval/l (49–58 Vol%)	22–26 mmol/l
Basenüberschuss	–2,0 bis +1,2 mval/l	–2,0 bis +1,2 mmol/l

Erläuterung:
T/l   = Tera pro Liter   = 10^{12} Zellen/Liter
G/l   = Giga pr Liter   = 10^9 Zellen/Liter
fmol = Femtomol   = 10^{-15} mol
kPa = Kilopascal   = Druckeinheit (mm Hg x 0,1333 = kPa)

Serum bzw. Plasma	bisher		SI-Einheiten	
Osmolalität	280–290mosm/kg H_2O			
Onkotischer Druck	16,7–24,2	mmHg	2,2–3,2	kPa
Rest-N	21–31	mg%	15,0–22,1	mmol/l
α-Amino-Stickstoff	4,5–5,0	mg%	3,2–3,5	mmol/l
Harnstoff	23–35	mg%	3,8–5,8	mmol/l
Creatinin	0,6–1,0	mg%	53,0–88,4	µmol/l
Harnsäure	2–6	mg%	119–357	µmol/l
Ammoniak	28–80	µg%	16,5–47	µmol/l
Aceton	0–3	mg%	0–517	µmol/l
β-Hydroxybutyrat	0,57–1	mg%	56–96	µmol/l
Pyruvat	0,2–1,7	mg%	23–193	µmol/l
Lactat	9–10	mg%	1–1,1	mmol/l
Bilirubin (gesamt)	0,2–1,2	mg%	3–21	µmol/l
direkt	0,05–0,25	mg%	0,9–4,3	µmol/l
Gesamtlipide	500–800	mg%	5–8	g/l
Triglyceride (Neutralfett)	74–120	mg%	0,85–1,37	mmol/l
Cholesterin, gesamt	180–260	mg%	4,7–6,7	mmol/l
Phosphatide	170–250	mg%	2,2–3,2	mmol/l
β_1-Lipoproteide	220–540	mg%	2,2–5,4	g/l
Transferrin	199–366	mg%	1,2–3,7	g/l
α_1-Antitrypsin	190–350	mg%	1,9–3,5	g/l
Präalbumin	10–40	mg%	0,1–0,4	g/l
Retinol-b-Protein	3–6	mg%	0,03–0,06	g/l
Coeruloplasmin	15–60	mg%	0,15–0,6	g/l
C_3-Komplement	55–120	mg%	0,55–1,2	g/l
JgM	♂ 60–250	mg%	0,6–2,5	g/l
	♀ 70–280	mg%	0,7–2,8	g/l
JgA	90–450	mg%	0,9–4,5	g/l
JgG	800–1800	mg%	8,0–18,0	g/l

Eiweiß-Elektrophorese i. S.	bisher	SI-Einheiten
Gesamteiweiß	6,3–8,6 g%	63–86 g/l
Albumin	2,9–5,2 g%	29–52 g/l =54–66 rel. %
α_1-Globulin	0,3–0,4 g%	3– 4 g/l = 2– 6 rel. %
α_2-Globulin	0,3–0,7 g%	3– 7 g/l = 6–10 rel. %
β-Globulin	0,6–1,0 g%	6–10 g/l = 9–13 rel. %
γ-Globulin	0,9–1,5 g%	9–15 g/l =14–19 rel. %
		Albumin: Globulin = 1,73

Harn	bisher		SI-Einheiten	
pH	4,8–7,5			
Spez. Gewicht	1,015–1,024		1,015–1,024	rel. Dichte
Osmolalität	500–800mosm/kg H_2O			
Gesamt-N	7–25	g/24 h	0,5–1,8	mol/d
Harnstoff	20–35	g/24 h	333–583	mmol/d
Ammoniak	0,5–0,9	g/24 h	29–52	mmol/d
Harnsäure	0,3–0,6	g/24 h	1,8–3,5	mmol/d
Indikan	4–20	mg/24 h	11,4–57,2	µmol/d
Creatinin	0,4–3,5	g/24 h	3,5–30,9	mmol/d
Ketonkörper	20–50	mg/24 h	344–861	µmol/d
17-Ketosteroide	3–17	mg/24 h	10,4–59	µmol/d
Urinamylase	2,0–11,8	kU/24 h	34–196	µkat/d
Natrium	40–140	mval/l	40–140	mmol/l
Kalium	40–120	mval/l	40–120	mmol/l
Calcium	5–10	mval/l	2,5–5,0	mmol/l
Magnesium	8–16	mval/l	4,0–8,0	mmol/l
Chlorid	40–140	mval/l	40–140	mmol/l

Clearance	Inulin		PAH	
Jahre	bisher (ml/min/1,73 m²)	SI-Einheiten (ml/s/1,73 m²)	bisher (ml/min/1,73 m²)	SI-Einheiten (ml/s/1,73 m²)
20–29	123 ± 16	2,05 ± 0,27	613 ± 74	10,22 ± 1,23
30–39	115 ± 11	1,92 ± 0,18	649 ± 117	10,82 ± 1,95
40–49	121 ± 23	2,02 ± 0,38	573 ± 111	9,55 ± 1,85
50–59	99 ± 14	1,65 ± 0,23	500 ± 87	8,33 ± 1,45
60–69	96 ± 25	1,60 ± 0,42	442 ± 80	7,36 ± 1,33

Elektrolyte i. S.	bisher		SI-Einheiten	
Natrium	135–147	mval/l	135–147	mmol/l
Kalium	4,0–4,8	mval/l	4,0–4,8	mmol/l
Calcium	4,2–5,6	mval/l	2,1–2,8	mmol/l
Magnesium	1,3–2,2	mval/l	0,65–1,1	mmol/l
Chlorid	98–107	mval/l	98–107	mmol/l
Phosphor (anorg.)				
bei pH = 7,4	1,5–2,6	mval/l	0,83–1,44	mmol/l
Eisen	♂ 80–130	µg%	14,3–23,3	µmol/l
	♀ 60–120	µg%	10,7–21,5	µmol/l
Kupfer	85–135	µg%	13,4–21,2	µmol/l
Zink	87–122	µg%	13,2–18,6	µmol/l

Enzyme	bisher		SI-Einheiten		
Amylase (Smith)	390–2120	U/l	6500–	35350	nkat/l
Phosphatase					
alkalisch (opt.)	60– 170	U/l	1000–	2834	nkat/l
sauer (fotom.)	bis 11	U/l	bis	183	nkat/l
SGOT = AST (opt.)	♂ bis 18	U/l	bis	300	nkat/l
	♀ bis 15	U/l	bis	250	nkat/l
SGPT = ALT (opt.)	♂ bis 22	U/l	bis	367	nkat/l
	♀ bis 17	U/l	bis	283	nkat/l
GLDH (opt. uv)	♂ bis 4	U/l	bis	67	nkat/l
	♀ bis 3	U/l	bis	50	nkat/l
LDH (opt.)	120– 240	U/l	2000–	4000	nkat/l
CK akt (opt.)	bis 50	U/l		bis 834	nkat/l
CHE (kin. uv)	1370–9300	U/l	22837–155031		nkat/l
LAP (opt.)	8– 22	U/l	133–	367	nkat/l
HBDH (opt. uv)	55– 140	U/l	917–	2330	nkat/l
γ-GT (opt.)	♂ 6– 28	U/l	100–	467	nkat/l
	♀ 4– 18	U/l	67–	300	nkat/l
Lipase (titr.)	18– 285	U/l	300–	4750	nkat/l
Umrechnung: 1 U = 16,67 nkat. (Nanokatal)					

Was sind spezielle Laborparameter?

Laborparameter, die einen Hinweis auf die jeweilige Tumorerkrankung geben können, z. B. LDH bei Vorliegen von Lebermetastasen. LDH, Lactat-Dehydrogenase ist ein Enzym des kohlenhydratabbauenden und damit Energie gewinnenden Stoffwechsels. LDH findet sich in jeder Zelle, ist jedoch u. a. in der Leber sehr aktiv. Eine Erhöhung der LDH-Aktivität im Blut bedeutet zunächst einmal, dass»etwas nicht in Ordnung ist«. LDH hat also eine Wächterfunktion, die sehr zuverlässig ist.

Was bezeichnet man als Tumormarker?

Mit dem Begriff»Marker« bezeichnet man Stoffe, die auf etwas Bestimmtes hinweisen sollen. Die so genannten Tumormarker sollen also auf bösartige Geschwulste hinweisen. Die Tumormarker stellen eine besondere Gruppe von labortechnisch nachweisbaren Stoffen dar: Sie sind Zucker-Eiweiß-Moleküle, die von Krebszellen gebildet und ins Blut abgegeben werden, oder ihre Bildung wird durch eine Krebserkrankung ausgelöst.

Es gibt jedoch keine tumorspezifischen Marker. Verschiedene Tumormarker können bei unterschiedlichen Krebsarten erhöht sein. Abgesehen davon gibt es für manche Krebserkrankungen keine Tumormarker und selbst ihr Vorhandensein sagt noch nichts darüber aus, ob auch wirklich ein Krebsgeschehen im Körper vorhanden ist. Ebensowenig lässt sich aus dem Nichtvorhandensein von Tumormarkern schließen, das keine Krebserkrankung vorliegt.

Dennoch ist das Vorhandensein von Tumormarkern für eine Verlaufskontrolle innerhalb einer Behandlung durchaus aussagekräftig. Wichtig dabei ist, dass die Tumormarker vor Beginn der Behandlung gemessen wurden. Nur anhand dieses Wertes lassen sich dann später Vergleiche ziehen.

Zur Früherkennung lassen sich die Tumormarker nicht nutzen, da es keine tumorspezifischen Marker gibt. Doch auch von dieser Regel gibt es Ausnahmen: Das prostataspezifische Antigen kann auf ein Prostatakarzinom hinweisen und das Alpha-Fetoprotein auf Leberzellkrebs.

Die wichtigsten Tumormarker und ihre Normalwerte

Name/Bezeichnung des Tumormarkers	Auftreten bei:	Normalwert
CEA (**Karzinoembryonales Antigen**)	• Dickdarmkrebs • Magenkrebs • Bronchialkrebs • Bauchspeicheldrüsenkrebs • Speiseröhrenkrebs **Gutartige Erkrankungen,** bei denen erhöhte CEA-Werte auftreten können: • Hepatitis und Leberzirrhose • Bauchspeicheldrüsenentzündung • Magen- und Zwölffingerdarmgeschwüre • Gutartige Darmerkrankungen Außerdem sind die CEA-Werte bei starken Rauchern erhöht (Normwerte hier bis max. 20 ng/ml).	In der Regel < 2 ng/ml
CA 15-3	• Brustkrebs • Eierstockkrebs • Lungenkrebs • sonstige vom Drüsengewebe ausgehende bösartige Tumore **Erkrankungen,** bei denen CA 15-3 erhöht sein kann: • Hepatitis • Leberzirrhose • Bauchspeicheldrüsenentzündung • Entzündliche Lungenerkrankungen • Entzündliche Erkrankungen des Magen-Darm-Traktes	< 20–30 U/l
CA 125	• Brustkrebs • Bauchspeicheldrüsenkrebs • Gallengangskrebs • Nierenzellkrebs • Darmkrebs • sonstige Karzinome, die vom Drüsengewebe ausgehen	< 35 U/l bis max. 65 U/l

gutartige Tumore, bei denen CA 125 vermehrt
vorkommen kann:
- Leberzirrhose
- Akute Pankreatitis (Bauchspeicheldrüsenentzündung)
- akute Cholezystitis (Gallenblasenentzündung)
- gutartige gynäkologische Erkrankungen/
Entzündungen

CA 19-9
- Bauchspeicheldrüsenkrebs   < 37 U/l
- Darmkrebs
- Magenkrebs
- Gallenwegkrebs

Gutartige Tumore, bei denen CA 19-9 vermehrt
vorkommt:
- Akute Cholezystitis (Gallenblasenentzündung)
- akute und chronische Pankreatitis
- (Bauchspeicheldrüsenentzündung)
- Leberzirrhose
- Hepatitis und andere Lebererkrankungen
- Magen- und Zwölffingerdarmgeschwüre

AFP (Alpha-
Fetoprotein)
- Primäres Leberzellkarzinom   < 15 ng/ml
- Keimzelltumoren von Hoden und Eierstöcken
- Lebermetastasen anderer Tumoren

Gutartige Erkrankungen, bei denen erhöhte
AFP-Werten vorkommen können:
- Embryonale Missbildungen
- Leberzirrhose
- Leberzellzerfall (z. B. bei Vergiftungen)

In der Schwangerschaft und bei Kindern im
ersten Lebensjahr können Werte bis 200 ng/ml
auftreten

HCG (humanes
Choriongonadotropin)
- Chorionkarzinom   < 5mU/l
- Mischtumoren von Hoden und Eierstöcken

Gutartige Tumore, bei denen erhöhte
HCG-Werte auftreten können:
- Blasenmole

Im Rahmen der Schwangerschaft treten erhöhte
HCG-Werte auf.

PSA (prostata-
spezifisches Antigen)
- Prostatakrebs   > 3 bis max. 10 ng/ml

Gutartige Tumore, bei denen erhöhte PSA-
Werte auftreten können:
- Gutartige Prostatatumoren

Welche Anzeichen gehören zu den so genannten Warnsignalen und sollten zur weiteren diagnostischen Abklärung führen?

* Blutbeimengungen zum Stuhl,
* abwechselnde Durchfälle mit Verstopfung,
* bleistiftähnliche Stühle,
* blutiger Urin,
* Blutbeimengungen zum Sputum (Sekret aus den Atemwegen),
* Husten, der länger als vier Wochen besteht,
* bei Rauchern Veränderung des Hustenverhaltens,
* Erkältungskrankheiten mit Husten, die trotz intensiver Behandlung nicht behoben werden können,
* Schmerzen,
* sich verändernde, wachsende oder blutende Muttermale,
* Sekretabsonderungen aus nur einer Brust,
* Gewichtsabnahme von mehreren Kilogramm Körpergewicht innerhalb von 3 Monaten, jedoch ohne Veränderungen des Ernährungsverhaltens,
* Appetitlosigkeit,
* Abneigung gegen bestimmte Speisen (insbesondere gegen Fleisch und Wurstwaren),
* subfebrile Temperaturen (nur leicht erhöhte Temperaturen über 37,5 °C),
* Nachtschweiß,
* Leistungsknick,
* permanente Müdigkeit und Leistungsschwäche,
* Kopfschmerzen mit Sehstörungen,
* fleischfarbener Ausfluss aus der Scheide,
* knotige Veränderungen im Hoden oder in der Brustdrüse können auf einen malignen Tumor hinweisen.

Was soll bei diesen Anzeichen unternommen werden?

Da diese Anzeichen nicht in jedem Fall eine Krebsentstehung zu Ursache haben, diese jedoch auch nicht von Vornherein ausgeschlossen ist, sollte bei Auftreten einer oder mehrerer Faktoren ein Arzt zur weiteren Abklärung aufgesucht werden.

Warum sollte der Arzt so schnell wie möglich aufgesucht werden, wenn der Verdacht auf eine Tumorerkrankung besteht?

Je früher der Tumor erkannt und behandelt werden kann, umso größer ist die Chance der Heilung. In späteren Stadien ist die Gefahr, dass lebensqualitätseinschränkende Störungen durch den Tumor entstehen, wesentlich größer. Auch lässt sich der Tumor dann vielfach schlechter behandeln.

Im besten Fall ist die Diagnose negativ, kann also der Verdacht auf eine Krebserkrankung ausgeschlossen werden.

Welcher Arzt ist der richtige Ansprechpartner?
In vielen Fällen ist bei allgemeinen Symptomen der Hausarzt der richtige Ansprechpartner. Probleme und Veränderungen im gynäkologischen Bereich sollten eine baldige Konsultation des Gynäkologen, Veränderungen im Harnausscheidungsverhalten oder Knötchen im Hoden den Besuch bei einem Urologen nach sich ziehen.

Was wird der Arzt weiter unternehmen?
Bei jeder Verdachtsdiagnose auf das Vorliegen einer bestimmten Tumorerkrankung gibt es festgelegte Untersuchungsstandards. Unter Berücksichtigung dieser Standards und in Kenntnis der individuellen Faktoren wird der Arzt einen individuellen Untersuchungsplan zusammenstellen.

Wann kann die Diagnose oder der Ausschluss einer Tumorerkrankung festgestellt werden?
Erst wenn der größte Teil der Untersuchungsergebnisse vorliegt, wird der Arzt sich zu den Befunden äußern. Ein Untersuchungsergebnis allein kann auf weitere Erkrankungen schließen lassen. Erst das Gesamtbild kann zu einer relativ hohen Sicherheit in der Diagnosestellung führen.

Muss der Betroffene zur Diagnostik ins Krankenhaus?
Heute können viele Untersuchungen durch den Hausarzt vorgenommen werden. So kann der Patient möglicherweise einige Untersuchungen ambulant durchführen lassen. In einigen Fällen bietet sich jedoch die stationäre Durchführung der Untersuchungen an, weil diese dann gebündelt und straff organisiert innerhalb weniger Tage durchgeführt werden können. So verliert der Patient nicht unnötig Zeit.

Wie sollte sich der Betroffene verhalten, wenn er das Gefühl hat, der Arzt nimmt seine Symptome oder Schilderungen nicht ernst?
In jedem Fall kann der Betroffene einen weiteren Arzt aufsuchen und diesen um Rat fragen. Auch wenn der Betroffene der gestellten Diagnose eines Mediziners keinen Glauben schenken kann, steht ihm die Möglichkeit eines weiteren (anderen) Arztbesuchs zur Verfügung.

5. Vorbeugung und Prävention

Gibt es Präventionsmöglichkeiten?
Es gibt unterschiedliche Bereiche, in denen Prävention (Vorbeugung) möglich ist: die primäre, sekundäre und tertiäre Prävention.

Primäre Prävention
Primäre Prävention meint die eigentliche Vorbeugung einer Entstehung von Krebs. Dieser Präventionsbereich ist der wichtigste der drei genannten. Durch eine gesunde Ernährung, durch ausreichend Schlaf, ein ausgeglichenes Leben sowie durch die Vermeidung von Krebs begünstigenden Faktoren lässt sich die Gefahr reduzieren. Ausschließen lässt sich eine mögliche Krebsentstehung hierdurch allerdings nicht. Diesen Bereich der Vorbeugung nennt man »primäre Prävention«. Ebenfalls hierzu gehört die frühzeitige Entfernung von Präkanzerosen (Erkrankungen, die gehäuft zur Entartung führen).

Sekundäre Prävention
Als sekundäre Prävention bezeichnet man die Teilnahme an Vorsorgeuntersuchungen. So ist die Chance, bei möglichst frühzeitiger Diagnose eines bereits vorhandenen Tumors geheilt zu werden, am größten. Der Umfang der Vorsorgeuntersuchungen richtet sich nach Alter und Geschlecht des Patienten. Zur sekundären Prävention gehört auch das monatliche Abtasten der weiblichen Brust. Patientinnen sollten ihre Frauenärztin danach fragen, wann und wie das Abtasten am besten zu erfolgen hat.

Tertiäre Prävention
Hierzu zählt die möglichst gute Nachbetreuung, -behandlung und -sorge. Diese Maßnahmen werden alle mit dem Ziel durchgeführt, die wieder herbeigeführte Gesundheit (nach Heilung) möglichst für immer bzw. möglichst lange zu erhalten oder ein Wiederauftreten (Rezidiv) möglichst frühzeitig zu erkennen.

Wann sollte mit präventiven Maßnahmen begonnen werden?
Die Maßnahmen der primären Prävention beginnen in der Kindheit und dauern ein Leben lang an. Je früher der Mensch beginnt, Krebs begünstigende Faktoren zu reduzieren oder sogar auszuschließen, umso wirkungsvoller ist sein Verhalten.

Wo erhält man Informationen zu den einzelnen Möglichkeiten der Vorbeugung?
Die zuständige Krankenkasse, der Hausarzt, Selbsthilfegruppen oder die Krebshilfe geben gern entsprechende Informationen weiter. Adressen finden sich auch im Anhang dieses Buches.

6. Behandlung von Krebserkrankungen

Was passiert, wenn eine Krebserkrankung nicht therapiert wird?
In den meisten Fällen kommt es durch ein Fortschreiten der Tumorkrankheit zu einer Gefährdung des Kranken und schließlich zum Tod. Es werden jedoch auch immer wieder so genannte »Spontanheilungen« beschrieben, bei denen der Betroffene ohne Behandlung wieder gesund wird, da der Tumor sich auf unerklärliche Weise zurückbildet. Da diese Entwicklung jedoch nicht der Norm entspricht, ist die lebensbedrohliche Gefährdung wahrscheinlicher.

Ist eine Tumorerkrankung in jedem Fall zu heilen?
Die Chance auf Heilung ist abhängig von der Ausdehnung der Krankheit und von der Möglichkeit, bestimmte Therapieformen anzuwenden. Einige Tumore haben eine bewiesenermaßen hohe Heilungschance, andere neigen nach Entfernung zum Wiederauftreten. Bei einigen Malignomen ist die Heilungschance so gering, dass lediglich die Hoffnung auf das Erreichen einer Remission (Krankheitsstillstand) möglich ist.

Welche Therapieziele gibt es?
Mit erster Priorität wird, wenn es möglich erscheint, das kurative Ziel angestrebt, also die Heilung. Ist dies nicht mehr möglich, spricht man von einer palliativen Behandlung.

Was ist das Ziel einer palliativen Behandlung?
Ziel der palliativen Behandlung ist es, die Lebensqualität des Betroffenen zu verbessern. So ist eine palliative Behandlung z. B. darauf hin gerichtet, Schmerzen, Ernährungsstörungen, die Entstehung eines Darmverschlusses oder einen Gewebezerfall (Verjauchung) durch Tumorzerfall zu verhindern.

Wie kann Krebs behandelt werden?
Es gibt eine Reihe unterschiedlicher Behandlungsmodalitäten, die jeweils ihren eigenen Bereich haben. Je nach Tumorart, Ausdehnung und Zelltyp kommen spezifische Behandlungsformen in Frage. Die Entscheidung für oder gegen eine Therapie hängt auch von der allgemeinen Prognose, vom Alter und von der Fähigkeit dieses Menschen, die Therapie zu tolerieren (z. B. bei Vorliegen von Zusatzerkrankungen) ab.

Wie lassen sich die Behandlungsmethoden unterscheiden?
Es gibt die klassische Unterscheidung der Methoden in die schulmedizinischen und zum anderen in die komplementären, alternativen Methoden.

Was sind schulmedizinische Methoden zur Krebsbehandlung?
Schulmedizin meint hierbei die Anerkennung und die wissenschaftlich gesicherten Nachweise der Wirksamkeit. Zu den schulmedizinischen Methoden zählen z. B. Operation, Strahlen- und Chemotherapie, Behandlung mit Hormonen, Immuntherapie, Knochenmarktransplantationen, Kryochirurgie (Behandlung mit extremer Kälte), Hyperthermie (Überwärmung), Tumorembolysation (bei einigen Tumoren lässt sich durch eine Alkoholinjektion der Verschluss des den Tumor hauptsächlich versorgenden Blutgefäßes erreichen), Onkogene (Gene, die an der Krebsentstehung beteiligt sind; intakte Onkogene haben dagegen eine wichtige Funktion bei der Regulation der Zellteilung) und Wachstumsfaktoren (Stoffe, die die Tumorzelle absterben lassen) oder gentechnisch hergestellte Stoffe.

Was bezeichnet man als alternative Methoden der Krebstherapie?
Unter alternativen Methoden werden solche verstanden, für die ein wissenschaftlich gesicherter Nachweis bislang nicht erbracht wurde. Synonym wird der Begriff auch für die so genannte »sanfte« Medizin gebraucht. Der Begriff »alternative Medizin« wurde deswegen lange benutzt, weil der Betroffene sich gegen die Schulmedizin und damit für die anderen Methoden entscheiden musste oder umgekehrt (oder dies wenigstens glaubte). Die Kombination von Schulmedizin und alternativer Medizin schien lange Zeit unvereinbar. Hier zeigt sich jedoch seit einigen Jahren eine Annäherung im Sinne einer Versöhnung.

Was gehört zu den »alternativen Verfahren«?
Das Feld der »alternativen Therapien« ist unerschöpflich: Krebsdiäten, Phytotherapie, Mistelpräparate, Teepilz-Kombucha, Enzyme, Tierische Produkte wie z. B. Frischzellen, Bachblüten u.v.a. bietet der Markt. Eine Übersicht über die zur Zeit üblichen alternativen Verfahren und ihre Wirksamkeit findet sich in der im Anhang genannten Broschüre).

Warum sollte man den Patienten nicht vor die Entscheidung für oder gegen eine Seite(d. h. für oder gegen die Schulmedizin und damit gegen oder für die Alternativmedizin) stellen?
Für die Wirksamkeit einer Maßnahme ist auch der Glaube des Kranken daran von entscheidender Bedeutung. Wenn der Betroffene glaubt, dass ihm eines der genannten alternativen Verfahren helfen könnte, sollte mit dem behandelnden Mediziner gesprochen werden können. Gibt es keine direkte Kontraindikation, sollte der Kranke das alternative Verfahren zusätzlich anwenden dürfen.
Hier gilt der uralte Spruch des berühmten Arztes Hippokrates: »*Wer heilt, hat recht!*«

Wann kann eine alternative Maßnahme als gefährlich oder unangemessen bewertet werden?
Maßnahmen, die den Kranken gefährden (z. B. eine Krebsdiät, bei der der Kranke wochenlang nur grüne Äpfel essen darf) oder die die gleichzeitige Annahme einer

schulmedizinischen Behandlung ausschließen, müssen kritisch hinterfragt werden. Ebenso Maßnahmen, die den Kranken in den finanziellen Ruin treiben können.

Warum suchen so viele Menschen nach alternativen Verfahren?
Gerade in der heutigen Zeit, in der bei Krankheit häufig direkt und ohne andere Methoden zu diskutieren, chemische Stoffe (Medikamente) eingesetzt werden, suchen viele Menschen nach natürlichen Methoden. Gerade der onkologisch Kranke sucht darüber hinaus evtl. nach solchen Verfahren, um sich selbst für eine Behandlung entscheiden zu können und um selbst etwas zur Behandlung tun zu können.

Darf der Kranke Vorschläge zur Behandlung oder zur Auswahl von Pflegemaßnahmen machen?
Der Betroffene hat das Recht, eigenverantwortlich über sein Leben (und damit über seine Krankheit und deren Behandlung) zu bestimmen. Deshalb sollte man ihn sogar ermutigen, Vorschläge zu machen. Als Betroffener wird der Patient leichter mit einer invasiven Therapie fertig und kann auch die Nebenwirkungen akzeptieren, wenn er sich aktiv in die Entscheidung mit einbringen kann und dabei beteiligt wird.

Wann ist welche Behandlungsmethode sinnvoll?
Generell lässt sich diese Frage nicht mit einer einfachen Aussage beantworten. Die Wahl der geeigneten Behandlungsmethode hängt von zahlreichen Faktoren wie z. B. von der Art der betroffenen Zelle, der Krankheitsausdehnung, Lokalisation, vom Zustand des Patienten, bei Operationen von der Möglichkeit, den Tumorherd mit chirurgischen Instrumenten zu erreichen, von Einschränkungen durch vorbestehende Erkrankungen, von der Bereitschaft des Patienten evtl. belastende Nebenwirkungen zu tolerieren.

Muss der Patient in jedem Fall unter stationären Bedingungen behandelt werden?
Die Frage der stationären oder ambulanten Behandlung ist immer als gemeinsame Entscheidung zwischen dem Patienten (im Rahmen einer Pflegesituation: mit seinen Angehörigen), dem Arzt und der Pflegefachkraft zu fällen. Es gibt heute eine Reihe von Möglichkeiten, die eine stationäre Einweisung zur Behandlung überflüssig machen: onkologische Fachpraxen, Tageskliniken oder onkologische Ambulanzen. Die Entscheidung sollte vor allem vom Patient getroffen werden.

Gibt es Behandlungsmethoden, die die Verarbeitung der Diagnose Krebs unterstützen können?
Inzwischen ist es allgemein anerkannt, dass die Verarbeitung der oft schockierenden Diagnose »Krebs« von vielen Menschen nicht allein bewältigt werden kann.

Um die Bewältigung zu unterstützen, bieten sich eine psychologische Gesprächstherapie oder Gespräche mit Betroffenen, z. B. in einer Selbsthilfegruppe, an.

Wann ist eine psychologische Begleitbehandlung sinnvoll?
Das Wissen um die Krankheit und die damit verbundene Therapie ist für die meisten Menschen sehr belastend. Sie versuchen, Menschen in ihrer Umgebung zu finden, mit denen sie reden und damit Ängste und Belastungen abbauen können. Da die dem Betroffenen nahe stehenden Menschen aber auch gewissermaßen Betroffene und damit selbst nur eingeschränkt belastbar sind, blocken sie möglicherweise intensive Gespräche ab. Es kann auch vorkommen, dass der Kranke sich Vorwürfe macht und glaubt, eine Belastung für die Familie zu sein. In diesem Fall wird er seine Ängste und Sorgen in sich hineinfressen.
In all diesen Fällen kann ein Psychologe bei der Bewältigung der Situation helfen. Einige Krankenhäuser bieten bereits psychologische Beratungsgespräche an.

Wann ist die Kontaktaufnahme zu einer Selbsthilfegruppe sinnvoll?
Der Kontakt zu einer Selbsthilfegruppe kann sinnvoll sein, wenn für den Betroffenen beängstigende Fragen z. B. über das Weiterleben mit der Krankheit, Unsicherheiten über Hilfsmittel und Unterstützungen im Vordergrund stehen.

Kann auch ein Seelsorger als Möglichkeit der Hilfe in Anspruch genommen werden?
Für manche Menschen stellen sich im Zusammenhang mit der lebensbedrohlichen Erkrankung Fragen, zu seiner menschlichen Existenz, zu Sterben und Tod und möglicherweise auch einem Leben nach dem Tod. In diesen Fällen hilft dem Betroffenen möglicherweise auch ein Gespräch mit einem Seelsorger.

6.1 Operationen in der Onkologie

In welchen Fällen ist eine Tumoroperation angezeigt?
Eine operative Entfernung des Tumors kommt dann in Frage, wenn der Tumor mit chirurgischen Instrumenten erreichbar ist, der Allgemeinzustand des Patienten eine Operation erlaubt und der Tumor noch lokal begrenzt ist.

Mit welchem Ziel wird eine Tumoroperation durchgeführt?
Wenn der Tumor sich komplett entfernen lässt, spricht man von einer kurativen Zielsetzung (Ziel ist die Heilung). Ist dies nicht mehr möglich, kann die Operation jedoch zur Tumorverkleinerung (um Auswirkungen zu reduzieren) durchgeführt werden.
Eine Operation mit palliativer Zielsetzung erfolgt dann, wenn sich hierdurch lebensqualitätsreduzierende Nebenwirkungen wie z. B. die Entstehung eines Darmverschlusses durch stenosierendes Tumorwachstum vermeiden lassen.

Die Entnahme von Probebiopsien stellt eine Operation zu diagnostischen Zwecken dar.

Wann ist eine Tumoroperation nicht sinnvoll?

Nicht mehr begrenzte Tumore (z. B. nach Metastasierung), systemische Tumorkrankheiten (z. B. Leukämien), ein stark reduzierter Zustand des Erkrankten oder mit chirurgischen Instrumenten nicht oder nur schlecht erreichbare Tumore grenzen das Einsatzgebiet der Chirurgie ein.

Warum wird zum Teil vor, in anderen Fällen nach einer Chemotherapie operiert?

Eine **postoperative** (nach der OP) Chemotherapie würde mit dem Ziel durchgeführt werden, möglicherweise verbliebene Resttumorzellen zu zerstören und damit die Gefahr des Rezidivs zu senken. Die operative Entfernung ist hier die Methode der Wahl.

In Fällen, in denen eine primäre Operation durch Infiltration des Tumors in große Gefäße oder Nachbarstrukturen wenig sinnvoll oder sogar gefährlich erscheint, würde ggf. die **präoperative** (vor der OP) Durchführung einer Chemotherapie gerechtfertigt sein. Diese würde zu einer »Abkapselung« bzw. Verkleinerung des Tumors führen, sodass dieser eher »in toto«, also komplett, entfernt werden könnte.

Was ist eine intraoperative Radiatio?

In einigen Fällen wird eine Bestrahlung intraoperativ (während der OP) vorgenommen. Hierbei wird bei geöffnetem Abdomen (Bauch) ein Organ mit einer hohen Strahlendosis behandelt. Der Vorteil dieser Maßnahme gegenüber einer gewöhnlichen Bestrahlung liegt darin, dass die Strahlen nicht erst die Bauchdeckenschichten durchdringen müssen, ehe sie am Zielort ankommen. Die Schädigung der Tumorumgebung fällt daher wesentlich geringer aus.

Was ist eine intraoperative Chemotherapie und wann wird sie durchgeführt?

Im Rahmen einer Operation kann bei eröffnetem Abdomen (Bauch) z. B. die Leber hochdosiert mit Zytostatika durchspült werden. Hierbei können höhere Medikamentendosen verwendet werden, als es sonst möglich ist. Eine solche Indikation besteht z. B. bei isolierten Lebermetastasen.

Sind die so genannten minimal-invasiven Operationsmethoden (endoskopische Operationen) sinnvoll?

Die Entfernung des Tumorgewebes durch das Endoskop ist problematisch. In der Regel wird bei modernen Tumoroperationen die Non-touch-Technik angewendet. Dabei wird der Tumor möglichst komplett – mit einer ausreichenden gesunden Zone – entfernt, ohne dass er anderes Gewebe berührt. Diese Methode lässt sich bei der endoskopischen Methode nicht immer verwenden.

Warum soll der Tumor während einer Operation möglichst keine anderen Gewebe berühren?

Bei der Operation können durch die Hand des Chirurgen oder durch Instrumente einzelne Zellen vom Tumor gelöst werden. Diese können sich, wenn sie an anderen Geweben der Umgebung haften bleiben, dort ansiedeln und neue Tumoren begründen.

Warum werden bei einigen Tumoren weitere Organe oder Organteile entfernt?

Siedeln Tumore in Organen, die von anderen hormonproduzierenden Organen beeinflusst werden, so werden die Tumore dadurch im Wachstum angeregt. Daher werden neben dem eigentlichen Tumorherd die entsprechenden hormonbildenden Organe entfernt. Dies ist z. B. bei einigen Formen des Mamakarzinoms (Brustdrüsenkrebs) der Fall. Hier werden vorsichtshalber die Ovarien (Eierstöcke) mit entfernt. Beim Mann trifft dies z. B. beim Prostatakarzinom (Krebs der Vorsteherdrüse) zu. Hier werden ggf. auch die Hoden entfernt.

Warum fühlt sich der Betroffene nach der Entfernung hormonbildender Organe so schlecht?

Durch die Entfernung des betreffenden Organs wird der Hormonspiegel, der sich normalerweise in einem Gleichgewicht befindet, empfindlich gestört. Diese Störung führt dann zu einer Veränderung weiterer Körperfunktionen und damit zu einer Störung des Wohlbefindens.

Welche Veränderungen können nach Entfernung hormonbildender Organe auftreten?

Bei der Frau:

Durch den Abfall des Spiegels der weiblichen Geschlechtshormone kommt die Betroffene evtl. früher in die Wechseljahre. Stimmungsschwankungen, Hitzewallungen, das Aufhören der Periode, Haarausfall, Entstehung einer Bartbehaarung sind mögliche Anzeichen. Für viele Frauen steht jedoch die Tatsache, dass sie keine Kinder mehr bekommen können, als sehr belastender Faktor im Vordergrund. Sie fühlen sich nicht mehr als vollwertige Frau. Ein möglicherweise auftretender Libidoverlust bedingt die Gefahr der Entstehung von Partnerschaftsproblemen. Durch die hormonellen Veränderung kann es auch zur Gewichtszunahme und zur Veränderung der Körperproportionen kommen. Dadurch kann eine Störung der eigenen Körperbildwahrnehmung ausgelöst werden.

Beim Mann:

Der männliche Körper kann u. U. eine Entwicklung wie in der weiblichen Pubertät nehmen, so kann sich z. B. die Brust entwickeln. Außerdem sind das Auftreten von Stimmungsschwankungen, Libidoverlust und die typischen Anzeichen der Wechseljahre möglich.

Welche Probleme können auch nach einer Operation entstehen?
Manchmal treten wegen einer herabgesetzten Immunabwehr Wundheilungsstörungen auf. Tumorpatienten und Operierte neigen in erhöhtem Maße zu Thrombosen (Gerinnselbildung im Blutgefäß mit teilweisem oder vollständigem Verschluss) und Embolien (Ablösen des Blutgerinnsels von der Gefäßwand und Transport in weitere Gefäße mit möglichem Verschluss, z. B. als Lungenembolie).

Warum wird bei einigen Patienten der Bauch nur geöffnet und wieder geschlossen, ohne den Tumor zu entfernen?
In einigen wenigen Fällen kann sich dem Chirurgen eine schon so stark ausgebreitete Tumorausdehnung zeigen, dass er die Operation wegen Nicht-Operabilität beendet. Eine solche massive Tumorausdehnung lässt sich nicht immer im Vorfeld genau erkennen. Diese Situation tritt jedoch heute bei den guten präoperativen diagnostischen Möglichkeiten eher selten auf.

6.1.1 Nebenwirkungen einer Operation nach Tumorerkrankung

Welche Nebenwirkungen treten möglicherweise nach einer Operation auf?
Wundheilungsstörungen treten dann auf, wenn die Wundränder nicht im gesunden Gewebe liegen. Dies kann z. B. bei ausgedehnten Tumoren sein, bei denen eine großzügige Entfernung zur Gefährdung führen könnte (z. B. durch Verletzung eines wichtigen Blutgefäßes oder durch Nervenverletzung).
Schmerzen sind postoperativ als normale Reaktion auf die Verletzung zu betrachten. Gewöhnlich verschwinden sie innerhalb weniger Wochen.
Die vielfach bei onkologischen Patienten bestehende **Müdigkeit** (Fatigue) kann postoperativ zunächst verschlimmert werden, bedingt durch einen operationsbedingten Blutverlust oder die Rekonvaleszenz.
Nach einigen Operationen kann es auch zur Veränderungen der eigenen Körperbildwahrnehmung kommen. So klagen Frauen nach Entfernung einer oder beider Brüste oder nach Entfernung der Gebärmutter z. B. darüber, dass sie sich nicht mehr als vollwertige Frau empfinden.

6.2 Chemotherapie

Was ist eine Chemotherapie und wie wirkt sie?
Chemotherapie ist ein Sammelbegriff für die Behandlung mit chemischen Substanzen. Daher wird heute vielfach auch der Begriff Zytostase verwendet, weil er die Behandlung mit zellteilungshemmenden Medikamenten definiert. Im Rahmen der Chemotherapie oder Zytostase werden dem Patienten verschiedene Stoffe ver-

abreicht, die in den einzelnen Zellteilungsphasen das Zellwachstum bzw. die -neubildung stören und die Zelle absterben lassen. Da sich Krebszellen häufiger teilen und einen empfindlicheren Zellstoffwechsel haben als gesunde Zellen, werden sie stärker geschädigt.

In welchen Fällen wird eine Chemotherapie durchgeführt?
Wenn eine Tumorerkrankung nicht mehr lokal begrenzt ist, sich ggf. bereits Metastasen gebildet haben oder die Krankheit weder durch eine Operation noch durch eine Strahlenbehandlung erfolgreich zu therapieren ist, wird über die Möglichkeit der Durchführung einer Chemotherapie nachgedacht.
Auch wird die Rezidivquote durch eine anschließende Chemotherapie nach vermeintlich kurativer Operation reduziert (adjuvante Therapie).
Die Durchführung einer Chemotherapie parallel zur Bestrahlung erhöht die Wirksamkeit bei einigen Therapieformen, weil die zellschädigende Wirkung der Medikamente durch die Strahlen verstärkt wird (auch die umgekehrte Wirkung, d. h. die Verstärkung der Strahlen durch die Medikamente ist möglich).

Mit welcher Zielsetzung wird eine Chemotherapie durchgeführt?
Ist ein Tumor vollständig entfernt, so kann eine **adjuvante** Chemotherapie durchgeführt werden, um einem Rückfall vorzubeugen.
Bei den Patienten, bei denen durch die Chemotherapie eine Heilung realistisch erreichbar scheint, spricht man von einer **kurativen** Behandlung. Dies ist z. B. in den niedrigen Stadien des Morbus Hodgkin oder bei einigen Hodentumoren der Fall.
Lässt sich keine Heilung mehr erreichen, wird mit einer verabreichten Chemotherapie ein **palliatives** Ziel verfolgt. Hiermit sollen die Lebensqualität verbessert, Tumorkomplikationen ausgeschlossen oder reduziert werden.

Wie wird die Chemotherapie durchgeführt?
In den meisten Fällen erhält der Betroffene an einem oder mehreren aufeinander folgenden Tagen die zytostatischen Medikamente. Dann folgt eine Pause – das so genannte therapiefreie Intervall. Nach diesem genau für die jeweilige Behandlung festgelegten Intervall wird der nächste Chemotherapiezyklus durchgeführt. Nach etwa der Hälfte der Zyklen (also nach dem 2. oder 3. Zyklus) erfolgen Untersuchungen, um die Wirksamkeit der Behandlung zu kontrollieren. In einigen wenigen Fällen (z. B. bei der chronischen Leukämie) wird die Behandlung kontinuierlich durchgeführt.

Wirkt die Chemotherapie nur an den bösartigen Zellen?
Die Chemotherapie ist ein relativ unspezifisches Verfahren. Die Zytostatika (Medikamente, die das Wachstum von Krebszellen hemmen) sind nicht in der Lage, kranke von gesunden Zellen zu unterscheiden. Gesunde Zellen teilen sich jedoch

36

weniger häufig, weisen einen weniger empfindlichen Zellstoffwechsel auf und besitzen bessere Reparaturmechanismen als Krebszellen. Daher wirken die Zytostatika bevorzugt an den krankhaften bzw. veränderten Zellen. Dennoch kommt es auch zu Schäden an gesunden Zellen (s. u. Kap. 6.2.1)

Wie wird eine Chemotherapie verabreicht?
Es bestehen verschiedene Möglichkeiten, um entsprechende Medikamente zu verabreichen. Je nach Zielsetzung wird unterschieden in eine gewünschte **lokale Wirkung** (Wirkung nur am Verabreichungsort). So können Zytostatika als Salbe auf die Haut gegeben werden (kutane Applikation), in die Leberarterie injiziert (Wirkung bevorzugt in der Leber), direkt in den Pleuraraum (Brusthöhle) oder die Peritonealhöhle (Bauchhöhle) gegeben werden (z. B. zur Bekämpfung dort befindlicher Metastasen). Sie lassen sich auch in den Liquorraum (Liquor = Hirnwasser) injizieren, damit sie auf das Gehirn wirken können (bei den meisten Stoffen verhindert die Blut-Liquor-Schranke den Übertritt der Medikamente ins Gehirn). Wird eher eine systemische Wirkung (d. h. den gesamten Körper betreffend) gewünscht, werden sie intravenös (in die Vene), in wenigen Fällen subcutan (in das Unterhautfettgewebe) verabreicht.

Warum werden in einer Chemotherapie unterschiedliche Medikamente kombiniert?
Um die Zellen möglichst in allen Zellteilungsphasen zu treffen, müssen verschiedene Medikamente kombiniert werden. Jeder Stoff wirkt auf ein oder zwei Zellteilungsphasen, sodass bei der ausschließlichen Verabreichung nur eines Stoffes auch nur eine oder zwei Zellteilungsphasen betroffen wären. Die Tumorzellen, die sich in den übrigen Zellteilungsphasen befinden, würden nicht geschädigt. Die Erfolgsaussichten der Therapie wären also geringer.

Warum erhalten Patienten mit scheinbar den gleichen Tumorerkrankungen unterschiedliche Chemotherapien?
Es gibt Unterschiede, die für den Patienten nicht immer erkennbar sind. Dies betrifft z. B. den histologischen (Histologie = Lehre vom Feinbau der Körpergewebe) Zelltyp und dessen Differenzierungsgrad, das Vorhandensein so genannter Hormonrezeptoren oder vorliegende Risikofaktoren wie z. B. Zusatzerkrankungen. Obwohl es Standards gibt, wird für jeden Patienten das individuell richtige Modell der Krebsbehandlung ausgewählt.

Warum sind die Zeitabstände bei den verschiedenen Chemotherapien oft unterschiedlich lang?
Einerseits ist der gewählte Zeitabstand abhängig von der Wirkungsdauer der Medikamente, andererseits wird er in Abhängigkeit von der jeweiligen Lebensdauer der betroffenen Zellart festgelegt. Die so genannte Reduplikationszeit (Zeit, in der

sich die Zelle wieder in der Vermehrungsphase befindet) ist für den Therapiezyklus ausschlaggebend. Das Ziel jeder Behandlung ist es, die Zelle möglichst in allen Zellteilungsphasen schädigend zu treffen und damit alle bösartigen Zellen so schwer zu schädigen, dass sie absterben.

Warum werden die Medikamente in bestimmten Zeitabständen (Zyklen) gegeben?
Die Therapie ist so zusammengestellt, dass bezogen auf die jeweilige Krebserkrankung (oder auf die Zellteilungshäufigkeit dieses bestimmten Gewebes) der ideale Zeitpunkt genutzt wird, um möglichst viele Krebszellen zu schädigen und gleichzeitig die gesunden Gewebe möglichst wirkungsvoll zu schützen.

Können die Zeitabstände zwischen den Zyklen auch verlängert werden?
Im Rahmen einer kurativen (d. h. auf Heilung ausgelegten) Therapie werden die Zeitabstände möglichst nicht verlängert, da sich dann zu viele Tumorzellen erholen würden und die Chance, die Krankheit durch Abtöten aller krankhafter Zellen zu heilen, sinkt. Kommt es zum Auftreten von Infektionen oder einer Knochenmarkdepression, würden ggf. Zyklusverlängerungen notwendig sein, um den Patienten nicht zu gefährden.
Wird jedoch eine palliative Therapie durchgeführt, wird sich das Vorgehen immer an der Lebensqualität ausrichten, sodass in diesem Fall eine Verlängerung der therapiefreien Zyklen möglich wäre.

6.2.1 Allgemeines zu Nebenwirkungen durch eine Chemotherapie

Warum sind im Rahmen der Chemotherapie so viele unterschiedliche Nebenwirkungen möglich?
Bei vielen Therapien erreichen die Medikamente auf dem Blutweg den gesamten Organismus, sodass ihre Wirkung (aber auch ihre Nebenwirkung) an allen Zellen möglich ist. Im Rahmen einer modernen Chemotherapie werden verschiedene Medikamente kombiniert, die alle ihr ureigenes Wirkungs- aber auch Nebenwirkungsspektrum aufweisen. Daher sind die Nebenwirkungen heute vielfältiger als bei den früher durchgeführten Monotherapien, jedoch auch weniger stark ausgeprägt.

An welchen gesunden Geweben zeigt die Chemotherapie bevorzugt Schäden?
Alle Gewebe, die einen hohen Zellstoffwechsel oder eine kurze Verdopplungszeit haben oder die geringe Reparaturmechanismen besitzen, leiden besonders unter den Auswirkungen der Zytostatika und zeigen bevorzugt Nebenwirkungen. Dies sind insbesondere die Schleimhaut und Haut, das Knochenmark, Nerven und Keimzellen (Eierstöcke und Hoden).

Lassen sich die Lokalisation und das Ausmaß der Nebenwirkungen und Schäden im Voraus bestimmen?
Jeder Mensch reagiert individuell auf Einflüsse. Dennoch lässt sich mit einer bestimmten Wahrscheinlichkeit ein grobes Risikoprofil erstellen, das sich an den vorliegenden Gewebeschäden, den zusätzlichen Risikofaktoren (wie z. B. Nikotinabusus oder vorbestehenden Lungenschäden) und an den bekannten Nebenwirkungen nach Verabreichung bestimmter Medikamente orientiert. Generell treten umso eher und mehr Nebenwirkungen auf, je höher die Dosis der Zytostatika, je kürzer die therapiefreien Intervalle und je länger die Halbwertzeit der Substanzen ist. Einige Nebenwirkungen treten stärker auf, wenn die Zykluszahl zunimmt. Das bedeutet, dass bei jeder weiteren Chemotherapie die Wahrscheinlichkeit gravierender Nebenwirkungen steigt.

Bilden sich Nebenwirkungen, die durch eine Chemotherapie entstehen, zurück?
Ob eine entstandene Nebenwirkung rückläufig ist, hängt vom Ausmaß der Schädigung ab. In den meisten Fällen verschwinden die Nebenwirkungen der Zytostatika ca. zwei bis sechs Wochen nach deren Absetzen. So wachsen neue Haare nach Alopezie (Haarverlust) ca. vier Wochen nach Therapieende wieder nach. Übelkeit und Erbrechen sind schon nach kurzer Zeit verschwunden. Oft läuft eine Chemotherapie auch ohne das gefürchtete Erbrechen oder die Übelkeit ab, da zumeist vor Verabreichen der Zytostatika so genannte Antiemetika (Medikamente gegen Übelkeit) gegeben werden können.

Gibt es Nebenwirkungen, die nicht rückläufig sind?
Durch eine nur geringe Regenerationsfähigkeit von Nervengewebe bleiben einmal aufgetretene Nervenfunktionsstörungen wie z. B. Kribbeln in Füßen und Händen, Hörverlust durch Schädigung des Hörnerven oder Geschmacksstörungen möglicherweise dauerhaft bestehen. Die Bildung von Spermien und Eizellen kann ebenfalls dauerhaft gestört sein. Dies ist ebenfalls abhängig vom Ausmaß der Schädigung.

Welche Schäden können sich als so genannte Spätschäden zeigen?
Vor allem einige innere Organe zeigen erst spät eine mögliche Schädigung an. So kann es nach Verabreichung von Bleomycin® zur Entstehung einer Lungenfibrose (bindegewebiger Umbau der Lungenbläschen) kommen. Adriablastin® begünstigt eine Kardiomyopathie (Erkrankung des Herzmuskels) mit Veränderung der Herzfunktion. Auch das empfindliche Nierengewebe kann auf eine Schädigung mit einer Nierenfunktionseinschränkung reagieren.
Durch die mutagene (das Erbgefüge verändernden) Wirkung der Zytostatika besteht innerhalb von zehn Jahren nach der Behandlung eine erhöhte Gefahr von Zweitkarzinomen. Dies sind von der Ersterkrankung unabhängig auftretende Tumore (vielfach Leukämien oder Lymphome).

Welche chemotherapiebedingten Veränderungen zeigt das Knochenmark?
Mögliche Veränderungen beziehen sich auf die jeweilige Blutkörperchenspezies.
Die Schädigung der Bildungsstätten der **Leukozyten** (weiße Blutkörperchen)
führt zu einer allgemein reduzierten Bildung neuer weißer Blutkörperchen und
einer allgemeinen Immunabwehrschwäche. Diese bedingt eine erhöhte Gefahr von
Infektionen. Selbst die so genannten opportunistischen Keime (Keime, die für
einen gesunden Menschen keine Gefahr darstellen) können für einen Patienten mit
Chemotherapie eine ernste Gefahr darstellen.
Die Schädigung der Bildungsstätten der **Thrombozyten** (Blutplättchen) führt zu
einer herabgesetzten Bildung von Blutplättchen und damit zu einer erhöhten Blutungsneigung.
Die Schädigung der Bildungsstätten der **Erythrozyten** (rote Blutkörperchen) führt
zu einer Anämie (Blutarmut) mit folgender Leistungsschwäche (Fatigue), Blässe,
Kopfschmerzen, Schwindel, Orthostase-Syndrom (Orthostase = aufrechte Kör-
perhaltung), ggf. Übelkeit und Sehstörungen.

**Sind chemotherapiebedingte Nebenwirkungen unausweichlich oder können
Maßnahmen zur Vorbeugung und Linderung durchgeführt werden?**
Da bei vielen Medikamenten, die möglichen bzw. wahrscheinlichen Nebenwirkungen durch Studien belegt und daher kalkulierbar sind, ist die Durchführung so
genannter präventiver (vorbeugender) Maßnahmen sinnvoll. Viele Nebenwirkungen können durch geeignete Maßnahmen wirkungsvoll vermieden oder gelindert
und damit die Gefahr einer Lebensqualitätseinschränkung reduziert werden.

6.2.2 Leukopenie

Was bedeutet der Begriff »Leukopenie«?
Leukopenie bedeutet »zu wenig weiße Blutkörperchen«. In der Medizin werden
Werte von unter 3.000 Leukozyten/mm^3 als Leukopenie bezeichnet.

Was ist so gefährlich an einer Leukopenie?
Dem Körper steht nur noch ein begrenztes Spektrum an Maßnahmen zur Immunabwehr zur Verfügung. Eindringende Keime können sich so schneller vermehren. Jede Infektion bedeutet nun eine echte Gefahr für den Betroffenen.

Welche Infektionen treten bei Immunabwehrschwäche gehäuft auf?
Es kommt gehäuft zu Infektionen der Atemwege (Bronchitis, Pneumonie), Stomatitis (Mundschleimhautentzündungen), Gastro-Enteritis (Magen-Darm-Infekte),
Nephritis, Zystitis (Entzündungen der harnableitenden Wege), Infektionen im Bereich der Haut, bei Frauen zu vaginalen Infektionen (meistens Pilzinfektionen). Es
sind auch Infektionen der Bindehaut des Auges (Konjunktivitis) möglich.

Welche Krankheitserreger sind verantwortlich für auftretende Infektionen?
Generell können bei allen Lokalisationen Pilze, Viren und Bakterien Verursacher für Infektionen sein. Auch Krankheitserreger, die als so genannte opportunistische Keime einen gesunden Menschen kaum gefährden, können beim immunabwehrgeschwächten Patienten lebensbedrohliche Infektionen auslösen.

Welche Symptome weisen auf eine Infektion hin?
Es sind Symptome wie: erhöhte Temperatur, Abgeschlagenheit, möglicherweise Kopf- und Gliederschmerzen, Schwindel, Übelkeit bis hin zum Erbrechen, Schmerzen, Rötung und Schwellung der betroffenen Stellen.
Durch Laboruntersuchungen können vielfach auch erhöhte Parameter wie Blutkörperchensenkungsgeschwindigkeit (BKS) und eine Leukozytose (erhöhte Leukozytenwerte) nachgewiesen werden.
Bei Patienten unter Chemotherapie können die Laborwerte auch nicht ansteigen.

Wie sollte sich der Patient verhalten, wenn er erste Anzeichen einer Infektion wahrnimmt?
In jedem Fall ist umgehend der Arzt zu informieren, da ein Fortschreiten der Infektion eine Gefahr bedeutet und der Patient möglichst rasch behandelt werden sollte.

Welche Maßnahmen sollte der Betroffene bei Leukopenie berücksichtigen?
Alle Maßnahmen im Rahmen der Leukopenie zielen ab auf die Vermeidung von Infektionen bzw. auf die Erhaltung der Gesundheit.

Worauf ist bei der Ernährung zu achten?
Eine gesunde Ernährung, die auf eine ausreichende Versorgung mit Vitaminen (vor allem C, E, A) und Mineralstoffen (Calcium, Magnesium) und Spurenelementen (Selen und Zink) Wert legt, die Eiweiße, Fette (vor allem Omega-3-Fettsäuren zum Aufbau von Immunkomplexen) und Mineralstoffe in einem ausgewogenen Verhältnis zur Verfügung stellt, ist für die Regeneration geschädigter Zellen oder zu deren Neuaufbau notwendig. Gefahren gehen aus von ungeschältem Obst und Gemüse, nicht pasteurisierten Milchprodukten, Speisen aus Imbissbuden, rohem Fleisch, Käse mit Schimmelpilzkulturen. (s. Kapitel 6.7)

Darf ein Betroffener mit Leukopenie Kontakt zu anderen Menschen haben?
Der Kontakt zu anderen Menschen kann eine Infektionsgefahr darstellen. Der Betroffene sollte sich daher von Menschenansammlungen (Busse, Theater, Kino) fernhalten. Auch der Kontakt zu Kindergartenkindern ist wegen der potenziellen Gefahr einer Herpesinfektion (durch Windpockenerreger ausgelöst) möglicherweise gefährlich.

Ist Geschlechtsverkehr und der Austausch von Intimitäten erlaubt?
Prinzipiell können dabei Keime übertragen werden. Dennoch stellen Liebe, Intimität und Körperkontakt einen wesentlichen Teil der Lebensqualität dar. Im Zweifelsfall sollte der Betroffene diese Frage mit dem behandelnden Arzt klären.

Worauf muss ein Betroffener mit Leukopenie im Alltag achten?
In der Alltagsgestaltung ist der Umgang mit scharfen und spitzen Gegenständen wegen der möglichen Verletzungsgefahr problematisch. Auch bei der Gartenarbeit ist Vorsicht geboten: Garten- und Blumenerde ist immer mit Keimen besiedelt, die für einen gesunden Menschen keine Gefahr darstellen, wohl aber für einen Menschen mit Abwehrschwäche.

Was ist zu tun, wenn es zu einer Verletzung gekommen ist?
Auch kleinste Verletzungen sind zu beobachten und mit einer desinfizierenden Salbe (z. B. Betaisodonna) zu behandeln. Bei Leukozytenzahlen von unter 3.000/mm^3 Blut ist der Arzt zu benachrichtigen.

Worauf ist bei der Körperpflege zu achten?
Im Rahmen der Körperpflege bedarf die Haut einer besonders gründlichen Pflege. Rückfettende Hautpflegeprodukte sorgen dafür, dass sich keine Mikrorisse in einer ausgetrockneten Haut bilden, die immer eine Gefahr für eintretende Krankheitserreger sind. Möglicherweise wird der Arzt auch spezielle desinfizierende Wasch- und Duschprodukte verordnen, die auf der Haut befindliche Keime abtöten sollen. Duschen ist in Zeiten der Abwehrschwäche sinnvoller als Baden, da die mit dem Wasser direkt ablaufenden Keime keine lange Einwirkzeit haben.
Der Mundpflege gilt besondere Aufmerksamkeit. Da die Mundschleimhaut ein ideales Milieu für alle möglichen Keime darstellt, bedarf es hier der besonderen Pflege. Die Zähne sind nach den Mahlzeiten gründlich, aber schonend mit einer weichen Zahnbürste (alle 14 Tage auswechseln) zu reinigen. Bei einer gleichzeitig bestehenden Blutungsneigung kann der Arzt zeitweise die Reinigung des Mundes ausschließlich mit Mundspülungen empfehlen. Anschließend wird der Mund mit desinfizierenden Lösungen gespült. Hierzu eignen sich kurzfristig Kamille-Salbei-Tee, Hexoral, Stomatitislösung oder andere verordnete Präparate. Wichtig ist, dass der Mund möglichst häufig gespült wird. Die Wahrscheinlichkeit einer auftretenden Infektion steigt mit dem Grad der Austrocknung der Mundschleimhaut.
Die Lippen können mit Bepanthensalbe gepflegt werden. Die Maniküre und Pediküre sollte in Zeiten der Leukopenie bevorzugt einer Fachkraft vorbehalten bleiben, da diese geeignete Instrumente besitzt.

6.2.3 Spezielle Infektionen – Erkennen und Vorbeugen

6.2.3.1 Mukositis

Was bedeutet der Begriff Mukositis?
Mukositis ist ein Sammelbegriff für alle erdenklichen Schleimhautentzündungen. Er gibt den Ort des Befalls nicht an. Entsprechend der Lokalisation werden dann spezielle Begrifflichkeiten verwendet. So spricht man von Stomatitis (Entzündungen im Mund), Ösophagitis (Entzündungen in der Speiseröhre, Gastro-Enteritis (Entzündungen im Magen-Darmtrakt), Bronchitis (Entzündung der Bronchen), Zystitis (Blasenentzündung), Vaginitis (Scheidenentzündung), Konjunktivitis (Bindehautentzündung).

6.2.3.2 Stomatitis

Was ist eine Stomatitis und wie äußert sie sich?
Der Begriff Stomatitis bezeichnet eine Mundschleimhautentzündung. Eine Stomatitis kann sich durch schmerzhafte Schwellungen, Rötungen, Brennen, durch Veränderungen der Geschmackswahrnehmungen, durch Borken und Beläge sowie durch Mundgeruch äußern. Häufig bestehen Probleme bei der Nahrungsaufnahme sowie bei der Mundpflege. Es gibt unterschiedliche Erscheinungsformen einer Stomatitis. Sie sind abhängig von der auslösenden Erregerform (z. B. Pilze, Viren, Bakterien).

Wie äußert sich eine pilzbedingte Stomatitis?
Am häufigsten führt Candida (Hefepilz) zur Stomatitis. Es zeigen sich weiße, fest haftende Beläge an Zunge, Gaumen und möglicherweise Wangenschleimhaut. Der Betroffene klagt über einen unangenehmen Geschmack und über ein pelziges Gefühl auf der Zunge.

Wie wird die pilzbedingte Stomatitis behandelt?
Da es zum Soor vor allem in Zeiten der Immunabwehrschwäche kommt und der Pilz vielfach ohne spezifische Behandlung nicht bekämpft werden kann, verordnet der Arzt spezielle Medikamente, so genannte Antimykotika (Medikamente, die den Pilz bekämpfen). Diese werden entweder als Suspension (Flüssigkeit) auf die Zunge geträufelt und dann mit der Zunge im gesamten Mund verteilt oder als Lutschtabletten angewendet. In schweren Fällen verordnet der Arzt Tabletten oder Infusionen, die systemisch, d. h. im ganzen Körper, wirken sollen.
Gleichzeitig sollte der Patient auf süße Speisen verzichten, da Zucker ein günstiges Milieu zur Vermehrung von Pilzkulturen schafft.

Wie äußert sich eine virusbedingte Stomatitis?
Die häufigste Virusinfektion ist die so genannte Herpesinfektion. Nach einer Vorphase, die durch Kribbeln oder Brennen der betroffenen Stellen charakterisiert ist,

entstehen bevorzugt kleine Bläschen, Nach ein bis zwei Tagen platzen diese Bläschen auf. Herpesinfektionen sind sehr schmerzhaft. Häufig kommt es auch zu einer Superinfektion (zusätzliche Infektion mit Bakterien) der infizierten Stellen. Besonders häufig zeigen sich die Herpesbläschen in den Mundwinkeln und am Übergang vom Lippenrot zur umgebenden Haut.

Wie wird eine Herpesinfektion der Mundschleimhaut behandelt?
Vom Arzt werden spezielle Medikamente verordnet, die die Vermehrung der Viren blockiert (z. B. Virumerz®, Zovirax® oder Zostrum®). Auch Teebaumöl wirkt desinfizierend.

Lässt sich eine Mundschleimhautentzündung mit Bakterien, Pilzen oder Viren vermeiden?
Eine Infektion ist nicht in jedem Fall zu vermeiden, die Gefahr lässt sich jedoch minimieren. Die sorgfältige Hautpflege der Lippen sowie eine intensive, regelmäßig durchgeführte Mundpflege sind geeignete Maßnahmen zur Senkung des Risikos.

Wie lässt sich eine Stomatitis vermeiden oder in ihrem Ausmaß begrenzen?
Eine ausreichende Flüssigkeitszufuhr ist zur Vermeidung von Mundschleimhautentzündungen besonders wichtig. Je mehr und je häufiger der Patient trinkt, umso geringer ist die Gefahr. Dabei eignen sich als Getränke insbesondere Mineralwasser oder verdünnte Tees oder Fruchtsäfte.
Im Rahmen einer Chemotherapie kann die Stomatitisgefahr reduziert werden, wenn der Kranke bereits eine halbe Stunde vor der Therapie bis ca. zwei bis drei Stunden danach beginnt, Eiswürfel oder gefrorene Ananasstückchen zu lutschen. Der Kältereiz sorgt für ein Zusammenziehen der kleinen Blutgefäße in der Schleimhaut, wodurch weniger schleimhautschädigende Zytostatika in der Mundschleimhaut wirken können.
Es hat sich auch bewährt, wenn der Patient ca. alle fünf bis zehn Minuten mit einer Sprühflasche Mineralwasser in den Mund hineinsprüht, um so die Mundschleimhaut anzufeuchten.
Bei einigen Therapieformen werden zusätzlich spezifische Mittel zur Prophylaxe (Vorbeugung) verordnet.

Was ist zu tun, wenn die Mundpflege bei einer bestehenden Infektion zu schmerzhaft ist?
Eine entzündlich veränderte Mundschleimhaut bereitet Schmerzen. Damit die Mundpflege dennoch durchgeführt werden kann, bietet sich die Anwendung von anästhesierenden Sprays oder einem ähnlich wirkenden Gel an. Bestehen einzelne Affektionen (Entzündungen), können diese mit einem Wattestäbchen betupft werden. Schmerzlindernd wirkt sich eine der Mundpflege vorausgehende Kälteanwendung (z. B. durch Lutschen von Eiswürfeln) aus.

Das ansonsten zur Behandlung von Halsschmerzen in der Apotheke frei verkäufliche Wick-Sulagil® kann zur Betäubung der schmerzhaften Mundschleimhaut eingesetzt werden.

Wie oft sollte die Mundpflege durchgeführt werden?
Insbesondere nach allen Mahlzeiten, sowie möglichst häufig zwischendurch.

6.2.3.3 Zystitis

Was ist eine Zystitis und wie äußert sie sich?
Unter dem Begriff Zystitis versteht man die Entzündung der Harnblasenschleimhaut. Symptomatisch zeigen sich häufiger Drang zum oder Brennen beim Wasserlassen, allgemeines Krankheitsgefühl, möglicherweise Kreuzschmerzen und evtl. Blutbeimengungen zum Urin. Der Urin riecht möglicherweise schlecht und ist trübe.

Wie kann einer Zystitis vorgebeugt werden?
Wichtig ist das Trinken von mindestens 2,5 bis 3 Litern Flüssigkeit am Tag. Besonders günstig sind saure Fruchtsäfte und Früchtetees, da sich Keime im sauren Milieu weniger gut halten. Während einer Chemotherapie sollte der Patient möglichst in kürzeren Abständen die Toilette aufsuchen, damit die schleimhautschädigenden Stoffe nicht unnötig lange auf die Harnblasenschleimhaut einwirken können, sondern möglichst rasch ausgeschieden werden.
In der alternativen Pflege werden folgende Empfehlungen gegeben:
• Täglich dreimal eine Tasse Goldrutentee trinken.
• 1 Teelöffel Meerrettich (z. B. in Frischkäse) reduziert 24 Stunden lang die Keime.
• Eine Blasenkompresse mit zwei bis drei Tropfen Eukalyptusöl in der Harnblasenregion auflegen. Das wirkt desinfizierend und entspannend.

Was passiert, wenn eine Zystitis nicht behandelt wird?
Keime, die in die Harnblase eingedrungen sind, können sich dort vermehren und über die Harnleiter zur Niere aufsteigen (aufsteigende Harnwegsinfektion). Da eine solche Entzündung nicht nur sehr schmerzhaft, sondern auch gefährlich ist, sollte eine erkannte Harnblasenentzündung immer direkt behandelt werden.

6.2.3.4 Nephritis

Was ist eine Nephritis und wie äußert sie sich?
Die Nephritis ist eine entzündliche Veränderung des Nierengewebes. Sie kann völlig symptomlos verlaufen (asymptomatische Nierenentzündung). Möglicherweise kommt es aber zu Schmerzen im Lendenbereich oder Rückenschmerzen, die bis ins Becken ausstrahlen und zu kolikartigen Symptomen sowie zu Blut im Urin.

Welche Maßnahmen können zur Vorbeugung einer Nephritis vorgenommen werden?
Die Maßnahmen sind mit denen zur Vorbeugung von Harnblaseninfekten identisch.

6.2.3.5 Gastro-Enteritis

Wie können sich Infektionen im Magen-Darm-Trakt äußern?
Je nachdem, welcher Anteil des Magen-Darm-Traktes befallen ist, können unterschiedliche Symptome auftreten. Da sich die Keime jedoch vielfach im gesamten Magen-Darm-Trakt ausbreiten, werden die Maßnahmen nachfolgend gemeinsam behandelt.
Bei einer **Mageninfektion** kommt es zu Übelkeit und Erbrechen. Der Körper registriert, dass »unerwünschte Stoffe« eingedrungen sind und versucht diese in Richtung Mundausgang loszuwerden. Betrifft die Infektion die tieferen **Magen-Darm**-Anteile, reagiert der Körper möglicherweise eher mit Durchfall. Begleitet von krampfartigen Schmerzen, allgemeinen Leibschmerzen und einem kräftigen Rumoren im Bauch, versucht der Körper die Gifte anuswärts (in Richtung Darmausgang) loszuwerden.
In beiden Fällen können begleitende Symptome wie z. B. Schweißausbruch, Gliederschmerzen, Übelkeit und Erbrechen, Kollapsneigung und Schwindel auftreten.

Wie können Magen-Darm-Infektionen vermieden werden?
In erster Linie werden die Krankheitserreger über die Nahrung in den Magen-Darm-Kanal aufgenommen. Folgende Verhaltensregeln sollten beachtet werden:
• Keine rohe Fleisch- und Wurstnahrung essen.
• Kein halbgares Fleisch essen (ansonsten besteht Gefahr der Toxoplasmose/ Salmonellose).
• Keine Nahrung aus Imbissbuden zu sich nehmen.
• Keine nicht-pasteurisierten Milchprodukte trinken.
• Keine Joghurts mit lebenden Kulturen essen (Schimmelpilzkulturen).
• Keine Speisen mit Kulturschimmelpilzen essen.
• Kein ungeschältes Obst essen.
• Keine Nüsse essen (Schimmelpilze).
• Keine Sahnetorten, nur gebackene Trockenkuchen essen.
• Kein Wasser aus Selbstsprudelautomaten trinken (Schimmelpilze).
• Salat gründlich waschen, die äußeren Blätter wegwerfen (in Zeiten der Leukopenie gar keine Salate essen).

Gegen Viren, die Infektionen des Magen-Darm-Traktes verursachen können, gibt es nahezu keinen Schutz.
In Zeiten der Leukopenie wird möglicherweise ein Medikament zur oralen Dekontamination vom Arzt verordnet, das alle Keime, die den Darm besiedeln, vernichtet.

6.2.3.6 Bronchitis und Pneumonie

Welche Krankheitserreger betreffen besonders die Atemwege?
Krankheitserreger aller Art können zu Entzündungen in den Atemwegen führen. Dies sind beispielsweise Viren, die zu grippalen Infekten führen. In immunabwehrgeschwächten Zeiten können aber auch solche Krankheitserreger, die normalerweise nicht zu gefährlichen Erkrankungen führen, den onkologischen Patienten gefährden. Die Rede ist hier von den so genannten opportunistischen Keimen. Dazu gehören aus dem Darm stammende Colibakterien und Enterokokken, Staphylokokken und Streptokokken, andere Bakterienstämme, aber auch gefährliche Pilze und Viren. Sogar Einzeller (Protozoen) wie Pneumocystis Carinii werden bei chemotherapierten Patienten als Ursache einer schlimmen Atemwegsinfektion gefunden.

Wer ist besonders gefährdet?
Raucher, Menschen mit vorgeschädigter Lunge und Menschen, die zur Zeit unter einer Immunschwäche leiden, sowie Patienten, die zur Zeit eine Chemotherapie oder Strahlenbehandlung erhalten, sind besonders gefährdet. Krankheitserreger können in dieser Situation schnell über die Atemwege aufgenommen werden und sich dort vermehren.

In welchen Situationen und an welchen Orten ist die Ansteckungsgefahr besonders groß?
Überall, wo sich große Menschenansammlungen finden, ist auch die Ansteckungsgefahr besonders groß. Jeder der dort anwesenden Menschen kann erkrankt sein oder auch Träger von Krankheitserreger sein, ohne selbst dabei krank zu sein. Öffentliche Transportmittel, Kino und Theater, Ausstellungen, Wartezimmer von Ärzten müssen also als potenzielle Gefahrenquellen gesehen werden.

Welche Maßnahmen können hilfreich sein, um eine Entzündung der Atemwege zu vermeiden?
Die Einschränkung des Rauchens, Sorge für eine ausreichend angefeuchtete Raumluft, Spaziergänge an der frischen Luft sowie die Durchführung der Maßnahmen zur allgemeinen Infektionsvorbeugung sind zur Prophylaxe geeignet. Der Betroffene sollte möglichst durch die Nase atmen, damit die Einatmungsluft angefeuchtet und angewärmt wird. In der Winterzeit, in der die Nasenschleimhaut zuweilen durch die trockene Heizungsluft austrocknet, kann diese durch Bepanthen-Augen- und Nasensalbe® gepflegt werden.

Wie äußert sich eine Infektion der Atemwege?
Vielfach geht die Infektion mit den typischen Anzeichen eines grippalen Infektes einher. Der Betroffene leidet unter einem allgemeinen Krankheitsgefühl, evtl.

unter Fieber, erschwerter Atmung, Verschleimung der Atemwege und Husten. Bei bereits fortgeschrittenen Infektionen kann es auch zu Schmerzen bei der Atmung und zu einer Sauerstoffunterversorgung des Körpers mit Atemnot kommen.

Welche Maßnahmen sind bei bereits aufgetretenen Infektionen im Atemtrakt sinnvoll?
Damit der Schleim nicht eindickt und sich dann festsetzt, sollte der Betroffene viel trinken. Besonders geeignet ist Thymiantee (dreimal täglich eine Tasse), Acker-schachtelhalmtee oder eine spezielle Mischung gegen Bronchitis (s. Kapitel 8). Ebenfalls bewährt haben sich Inhalationen mit Kochsalz-Wasser. Hierzu gibt man eine Messerspitze Kochsalz oder Emser-Salz in eine Tasse Wasser und inhaliert diese über ein Inhalationsgerät. Steht dieses nicht zur Verfügung, nimmt man eine größere Menge des Salz-Wasser-Gemischs und führt ein Dampfbad durch. Hinweis: Bei einer Thrombozytopenie mit bestehender Blutungsneigung sollte diese Maßnahme nicht durchgeführt werden.
Möglicherweise wird der Arzt schleimverdünnende Medikamente oder auch ein Antibiotikum verordnen.

Welche Maßnahme hilft gegen den störenden nächtlichen Husten?
Generell ist das Abhusten sinnvoll, da dadurch angesammelter Schleim aus dem Körper hinausbefördert wird. Dennoch sollte das Abhusten bevorzugt am Tage stattfinden und nicht nachts den Schlaf beeinträchtigen.
Bewährt hat sich hier ein Lavendelwickel: Hierfür tropft man auf ein Küchentuch oder ein anderes weiches Tuch vier bis fünf Tropfen Lavendelöl. Mit der Hand spritzt man nun etwas Wasser darauf, sodass das Tuch leicht feucht ist. Nun wird das Tuch zusammengelegt, in Alufolie gewickelt und im Backofen bei unter 50 °C angewärmt. Vor dem Schlafengehen wird es zügig um oder über die Brust gelegt, mit dem Unterhemd und dem darüber gezogenen Schlafanzug fixiert. Zusätzlich kann man noch eine flach gefüllte Wärmeflasche auflegen, um die wohltuende Wärme zu verstärken. Der Lavendelwickel kann über Nacht liegen bleiben.
In besonders hartnäckigen Fällen kann der Arzt einen so genannten »Hustenblocker« verordnen, der abends eingenommen wird. Allerdings können Hustenblocker zu Stuhlverstopfung führen.

6.2.3.7 Konjunktivitis

Welche Ursachen und Faktoren können eine Bindehautentzündung auslösen?
Eine lokale Entzündung der Konjunktiva (Bindehaut) kann durch unterschiedliche Krankheitserreger verursacht werden. Bei einigen systemischen (allgemeinen) Infekten kann es auch zu einer Mitbeteiligung der Bindehaut kommen, hier reagiert die Bindehaut als Anzeichen einer allgemeinen Schleimhautinfektion. Außerdem verursachen einige Zytostatika eine entzündliche Veränderung der Bindehaut.

Bei Menschen mit Allergien kann es ohne andere Ursachen zu einer Bindehautentzündung kommen.

Wie äußert sich eine Konjunktivitis und welche Maßnahmen wirken vorbeugend?
Kennzeichen einer Bindehautentzündung ist vielfach ein gerötetes Auge. Der Betroffene klagt über Jucken oder Neigung zu verstärktem Tränenfluss sowie über Lichtempfindlichkeit.

Lässt sich einer Konjunktivitis vorbeugen?
Es gibt einige Verhaltensempfehlungen, die zur Vermeidung sinnvoll sind. Allerdings lässt sich nicht in jedem Fall die Entzündung der Bindehaut einschränken oder verhindern.

Welche Maßnahmen können zur Vorbeugung einer Bindehautentzündung eingesetzt werden?
Bei Schnupfen oder Husten sollte der Betroffene sich möglichst häufig die Hände waschen und darauf achten, dass er damit nicht durch das Auge reibt. Hierbei würde es im Rahmen einer so genannten Schmierinfektion zur Verteilung der Keime kommen.
Von Menschen, die an einer so genannten Virusinfektion der Bindehaut leiden, sollte sich der Betroffene fernhalten. Diese Art der Konjunktivitis ist sehr ansteckend und lässt sich nur schwer behandeln.

Welche Therapiemaßnahmen können bei einer Konjunktivitis eingesetzt werden?
Zunächst ist immer zu prüfen, um welche Ursache es sich handelt. Hierzu ist der Arztbesuch erforderlich.
Lindernd wirken Augenkompressen mit schwarzem Tee oder Augentrost. Aufgüsse oder Tees aus der Heilpflanze Augentrost helfen u. a. gegen Entzündungen der Bindehaut. Bei Lichtempfindlichkeit empfiehlt sich das Tragen einer Sonnenbrille oder das Abdunkeln des Raumes.

6.2.3.8 Wunden

Warum stellen Wunden eine besondere Gefahr für onkologisch behandelte Menschen dar?
Im Rahmen einer Leukopenie stehen dem Körper nur eingeschränkt Maßnahmen zur Verfügung, um möglicherweise eingedrungene Keime zu vernichten. So können sich diese ungehindert ausbreiten und zu schweren Infektionen führen.
Bei bestehender Thrombozytopenie können auch kleinere Blutgefäßverletzungen zu lang anhaltenden und gravierenden Blutungen führen.

Welche Aktivitäten sollten in der Zeit der Tumorbehandlung unterlassen werden?

Der Umgang mit spitzen und scharfen Gegenständen, wie sie im Haushalt oder bei der Gartenpflege benutzt werden, bedeutet immer einer potenzielle Verletzungsgefahr. Auch handwerkliche Aktivitäten führen gehäuft zu Verletzungen. Doch selbst bei der Nagelpflege besteht die Gefahr, mit der Schere oder der Feile Verletzungen zu verursachen. Schon kleinste »Piekser« stellen eine erhebliche Gefahr dar. Das Laufen mit bloßen Füßen ist ebenfalls nicht ungefährlich. Man kann in Glassplitter treten oder sich die Zehen stoßen, sodass ein Hämatom (»Blauer Fleck«) entsteht.

Bei der Ernährung sollte auf grobspelzige Nahrung verzichtet werden, da diese z. B. zu Mikroverletzungen der Mundschleimhaut führen kann.

Was ist zu tun, wenn es bereits zu einer Wunde gekommen ist?

Jede noch so kleine Verletzung muss umgehend gereinigt und mit einer desinfizierenden Salbe versorgt werden (z. B. mit Betaisodonna-Salbe). Die Verletzung ist konsequent zu beobachten und ggf. ist der Arzt zu informieren.

6.2.3.9 Vaginalinfektionen

Warum treten Vaginalinfektionen in der Zeit der Leukopenie gehäuft auf?

Im feuchtwarmen Milieu der Vaginalschleimhaut fühlen sich Krankheitserreger wohl und vermehren sich rasch. Während der Leukopenie fehlen dann ausreichende Abwehrmechanismen, um sich ausbreitende Kolonien krankhafter Keime einzugrenzen.

Zudem erhalten Patienten in der Zeit der Leukopenie nicht selten Antibiotika gegen andere Infektionen. Diese Medikamente wirken ebenfalls an der Zerstörung der gesunden, normalen Vaginalflora mit.

Wie äußert sich eine Vaginalinfektion?

Je nach Art der sich ausbreitenden Krankheitserreger zeigen sich Brennen oder Jucken, reichlicher Ausfluss, Entwicklung eines Fischgeruchs (bei ganz speziellen Erregern), Rötung und Schwellung der Schamlippen und des Scheideneingangs sowie Schmerzen beim Geschlechtsverkehr.

Welche Maßnahmen eignen sich zur Vorbeugung einer Vaginalinfektion?

Die Beachtung der Hygiene ist in der Zeit der Abwehrschwäche besonders wichtig: Nach dem Toilettengang sollte von vorn nach hinten gewischt werden (nicht durch die Beine von hinten nach vorn), auf Slipeinlagen sollte verzichtet werden. Oder aber es werden nur solche benutzt, die keine Folienunterlage haben, da diese für die Entstehung einer feucht-warmen Kammer sorgen. Baumwollunterwäsche unterstützt den normalen Feuchtigkeits- und Temperaturausgleich in der Scheide. Alkalische Seife wirkt sich ungünstig auf das Scheidenmilieu aus und zerstört wichtige Keime – besser sind die so genannten Syndets, die PH-neutral sind. Ein Schuss Essig im Waschwasser hilft, den sauren Hautschutzmantel zu erhalten.

Wenn die wichtigen Döderleinbakterien (Milchsäurebakterien) durch eine Antibiotikatherapie zerstört wurden, so kann Biojoghurt mit lebenden Kulturen beim Aufbau einer neuen gesunden Flora helfen. Hierzu wird ein Tampon in den frischen Biojoghurt getaucht und dann eingeführt. Die Döderleinbakterien-Kulturen gibt es auch als vom Arzt verordnete Zäpfchen (Vagiflor®). Beide Möglichkeiten sollten sinnvollerweise am Abend durchgeführt werden.

Welche Maßnahmen werden bei bereits aufgetretener Infektion nötig?
Hier wird der Arzt spezielle Medikamente verordnen, die die Krankheitserreger abtöten. Wichtig ist, dass die Medikamente genau nach Anweisung angewendet werden, da bei zu geringer oder zu seltener Dosierung die Gefahr der Resistenzbildung (die Keime werden gegen das Medikament unempfindlich, sodass es nicht mehr wirkt) und bei zu hoher Dosierung, die Gefahr der Allergie (Überempfindlichkeitsreaktion) besteht.

6.2.4 Maßnahmen zur Stärkung der Immunabwehr

Welche Maßnahmen kann der Patient selbst zur Unterstützung einer Anti-Pilz-Behandlung oder zur Vermeidung von Pilzinfektionen durchführen?
Folgende Nahrungsmittel sollten gemieden werden:
• Alkohol,
• zuckerreiche Nahrungsmittel wie Süßigkeiten,
• Honig,
• Sirup,
• zuckerangereicherte Fruchtsäfte.

Geeignet sind:
• Hülsenfrüchte,
• Gemüse aller Art (Zwiebeln, Knoblauch und auch frische Kräuter haben sogar eine pilzhemmende Wirkung),
• frisches Obst.

Gibt es medizinische Maßnahmen, die zur Behebung einer Immunabwehrschwäche eingesetzt werden können?
Bei vielen Erkrankungen wird heute Neupogen® = GCSF (Granulocytenstimulierender Faktor) verabreicht, das die Neubildung von Leukozyten anregt.
Im Bereich der alternativen Medizin werden zum Teil Immuntherapeutika wie Echinacea-Produkte, Mistel oder andere Pflanzenprodukte angeboten. Hier sollte der Arzt befragt werden.

Gibt es eine Möglichkeit, die Immunabwehr psychisch zu beeinflussen?
In der Literatur finden sich Hinweise auf einen Zusammenhang zwischen Psyche und Immunabwehr. Untersuchungen belegen, dass etwa langanhaltender Stress die Immunabwehr hemmt und Infekte eher entstehen können. Wenn diese Aussage auch umgekehrt stimmt, wäre die Psyche auch in der Lage, die Immunabwehr zu verbessern.

Gibt es Therapien, die sich dieser Idee widmen?
Schon in den 70er Jahren beschäftigen sich zwei amerikanische Ärzte mit der Idee, dass durch bestimmte Formen der Psychotherapie die Immunabwehr stimuliert werden könne. O. Carl Simonton, M.D. Facharzt für Strahlenkunde, Onkologe und Leiter des Simonton-Cancer-Centers in den USA, zählt zu den Pionieren der Psychoonkologie. Er arbeitet seit über 30 Jahren mit Krebspatienten, die ihren Genesungsprozess aktiv unterstützen wollen. Ziel des Simontontrainings® ist es, die Selbstheilungskräfte zu stärken und die Lebensqualität zu erhöhen. Zum Simontontraining® gehören Entspannung- und Visualisierungsmethoden. In dem entsprechenden Buch »Wieder gesund werden« (s. Literatur) werden beachtliche Erfolge aufgeführt.

Wie lässt sich die Immunabwehr zusätzlich positiv beeinflussen?
Körperlich aktive Menschen zeigen einen besseren Immunstatus als passive. Bewegungen im Sinne eines körperlich aktiven Bewegungsprogramms können hier also positiv bewertet werden. Die körperliche Bewegung sollte jedoch den Betroffenen nicht überfordern oder gar in Stress ausarten.
Ausreichender Schlaf und ein befriedigendes Sozialleben haben ebenfalls positive Auswirkungen auf die Immunabwehr.

6.2.5 Thrombozytopenie

Wann kommt es zur Blutungsneigung?
Wenn nur noch unter 50.000 Thrombozyten/mm³ Blut vorhanden sind, kann es zur hämorrhagischen Diathese (Blutungsneigung) kommen.

An welchen Orten kommt es bevorzugt zur Blutung?
Prinzipiell kann jedes Gewebe, das Blutgefäße enthält, bluten. Es gibt jedoch Lokalisationen, die bevorzugt zu Blutungen neigen. Dies sind vor allem entzündete Gewebe, denn bei Entzündungen besteht immer auch eine vermehrte Durchblutung, und solche, die direkten Manipulationen ausgesetzt sind: Im Bereich der Haut können Hämatome entstehen oder Petechien (kleine, punktförmige Hautblutungen).

Im Bereich der Schleimhaut können sich entsprechend der Lokalisation folgende Symptome zeigen:

- blutiger Urin als Zeichen einer Blasenschleimhautblutung;
- Blut im Stuhl als Zeichen einer Darmschleimhautblutung;
- Nasenbluten als Zeichen einer Nasenschleimhautblutung;
- Zahnfleischbluten;
- Blutiger Auswurf als Zeichen einer Blutung der Bronchialschleimhaut;
- Blutungen in der Bindehaut des Auges;
- Hirnblutungen.

6.2.5.1 Blutiger Urin

Wie kommt es zu blutigem Urin?
Blutiger Urin tritt insbesondere als Folge einer Entzündung im harnableitenden System auf. Eine entzündete Schleimhaut ist vermehrt durchblutet. Werden nun die feinen Blutgefäße geschädigt, kommt es zur Blutung. Im Rahmen einer Strahlen- oder Chemotherapie ist auch eine therapiebedingte Veränderung der Blutgefäße möglich. Durch massive Schädigungen, bedingt durch Zytostatika, sind diese besonders verletzlich. Strahlen und Zytostatika können zu einem vermehrten Absterben der Oberflächenschleimhautzellen führen.

Woher kommt das Blut?
Das Blut kann aus allen Abschnitten des Harnausscheidungstraktes kommen. Rein makroskopisch (mit dem bloßen Auge erkennbar) lässt sich nicht beurteilen, aus welchem Abschnitt das Blut stammt. Erst eine Kombination von Laboruntersuchungen und einer genauen Untersuchung mit Abklärung der auftretenden Symptome macht eine Eingrenzung der Blutungsquelle möglich.

Ist das Blut im Urin immer erkennbar?
Nicht immer lässt sich eine Blutbeimengung zum Urin mit bloßem Auge erkennen. Es gibt auch Blutungen, die nur durch eine mikroskopische Blutuntersuchung nachgewiesen werden können. Aus diesem Grund werden im Rahmen der Strahlen- und Chemotherapie regelmäßige Urinkontrollen durchgeführt.

Welche Maßnahmen sind bei blutigem Urin sinnvoll?
Um eine Verstopfung der Harnröhre durch entstandene Blutkoagel (Blutgerinnsel) zu verhindern, muss die Blase mit möglichst viel Flüssigkeit gespült werden. Es empfiehlt sich auch, die Blasen- und Nierengegend warm zu halten sowie Maßnahmen zur Vermeidung eines Harnweginfektes durchzuführen. Möglicherweise wird der Arzt krampflösende Medikamente und Antibiotika verordnen. Bei leichteren Infekten und zur Prophylaxe kann auch auf Naturheilmittel zurückgegriffen werden. So enthält z. B. die Preiselbeere Stoffe, die einen Harnweginfekt abwehren können.

6.2.5.2 Blut im Stuhl

Wie kommt es zu Blut im Stuhl und was bedeutet dies?

Blut im Stuhl (-gang) deutet immer auf eine bestehende Blutung im Magen-Darm-Kanal hin. Je nachdem, aus welchen Darmabschnitten das Blut stammt, zeigt sich eine unterschiedliche Symptomatik.

Blut, das aus dem **Magen** oder dem **Zwölffingerdarm** stammt, wird mit dem Speisebrei in die tieferen Darmabschnitte transportiert und schließlich ausgeschieden. Es verursacht eine tiefschwarze Färbung des Stuhls. Bei einer massiveren Blutung spricht man vom Teerstuhl, da der Stuhl nun pechschwarz und cremig bis flüssig sein kann. Die schwarze Farbe kommt durch die Einwirkung der Magensäure, die ebenfalls mit dem Speisebrei in den Darm gelangt, zustande. Das Blut gerinnt und färbt sich schwarz.

Eine Blutung, die in den tieferen Darmabschnitten zustande kommt, führt hingegen eher zu einer Blutauflage auf der Stuhlsäule. Das Blut wird hier nicht mehr mit dem Speise- bzw. Stuhlbrei vermengt und liegt daher auf. Bei Blutungen aus Hämorrhoiden z. B. ist das Blut sogar noch hellrot, da es nicht mit chemischen Stoffen (wie z. B. körpereigenen Säuren oder Enzyme) reagiert.

Wodurch kann es zu einer Blutung im Magen-Darm-Trakt kommen?

Ursächlich kommen verschiedene Faktoren in Frage. Eine Magen- oder Zwölffingerdarmblutung kann z. B. durch ein bestehendes Magengeschwür entstehen. Im Rahmen einer Strahlen- oder Chemotherapie wird vielfach auch Kortison verabreicht, das die Entstehung von Magen-Darm-Geschwüren fördert. Manche Analgetika (Schmerzmittel) begünstigen ebenfalls die Entstehung von Geschwüren. Auch Stress kann zu Geschwüren und Entzündungen führen.

Onkologische Therapien führen zu einer direkten Schädigung der Schleimhautzellen im Magen-Darm-Kanal. Schon durch geringe mechanische Manipulationen (z. B. durch festen Speisebrei, durch Pressen beim Stuhlgang) können Blutungen entstehen.

Untersuchungen des Magen-Darm-Traktes wie z. B. die endoskopische Spiegelung können eine mechanisch bedingte Blutung auslösen.

Krankheitserreger aller Art, die sich im Rahmen der Leukopenie rasch ausbreiten, sind häufiger Verursacher von Blutungen. Nicht zuletzt können die Folgen absinkender Thrombozytenzahlen unter $50.000/mm^3$ Blut zu Blutungen führen.

Welche vorbeugenden Maßnahmen können zur Vermeidung einer Magen-Darm-Blutung eingesetzt werden?

Begleitend zu vielen Therapien wird der Arzt ein schleimhautschützendes Medikament verordnen (Maaloxan®, Tepilta®) oder Stoffe, die die körpereigene Produktion von Säure hemmen (Zantic®).

Mechanische Manipulationen jeglicher Art sollten vermieden oder reduziert werden.

Hierzu gehören:
- Kein rektales Fiebermessen;
- keine Zäpfchen;
- keine Einläufe;
- Pressen beim Stuhlgang möglichst vermeiden;
- möglichst keine grobspelzige Nahrung zu sich nehmen (kein Müsli, keine Vollkornprodukte);
- keine scharfen Gewürze;
- möglichst kein (oder nur wenig) Kaffee, Alkohol oder Nikotin.

Was ist zu tun, wenn es zu einer Blutung kommt?
Bei geringfügigen Blutungen reicht es aus, den Körper zu beobachten und vorbeugende Maßnahmen durchzuführen. Bei gravierenderen Blutungen wird der Arzt entweder medikamentös oder endoskopisch versuchen, die Blutung zu stillen. In jedem Fall ist der Arzt zu informieren, auch wenn nicht jede Blutung gravierend ist. Durch die Vermengung mit dem Speisebrei sieht die Blutbeimengung häufig schlimmer aus, als sie in Wirklichkeit ist.
Kleinere Blutungen aus Hämorrhoiden (Blutgefäße am Enddarm) können mit gefäßverengenden Nasentropfen behandelt werden. Hierzu tränkt man etwas Watte mit Nasentropfen und legt es der Blutung auf. Reicht diese Maßnahme nicht aus, ist der Arzt zu informieren.

Ist rektales (im Enddarm) Fiebermessen erlaubt?
Da sich im Enddarm ein stark verzweigtes Blutgefäßsystem befindet, das leicht zu Blutungen neigt, sollte die rektale Temperaturkontrolle unterbleiben.

Sind Zäpfchen bei Blutungsneigung erlaubt?
In jedem Fall sollte der Arzt befragt werden, da das Einführen von Zäpfchen zu Blutungen im Enddarmbereich führen kann.

6.2.5.3 Nasenbluten

Wie kommt es zur Nasenschleimhautblutung?
In der Nase befindet sich eine empfindliche Schleimhaut, die zur Anwärmung und Anfeuchtung der Atemluft dient. Im Bereich der Nasenspitze befindet sich ein gut verzweigtes Geflecht von Blutgefäßen – der so genannte »Locus Kieselbachii«. Bei einer allgemeinen Blutungsneigung oder bei Veränderungen der Schleimhaut, wie sie z. B. durch chemo- oder strahlentherapiebedingte Schädigungen hervorgerufen wird, kommt es am Locus Kieselbachii verstärkt zu Nasenbluten.
Im Winter oder bei trockener Raumluft kann die Schleimhaut außerdem austrocknen und nachfolgend schneller bluten.
Eine Epistaxis (Nasenschleimhautblutung) entsteht also bei Verletzungen oder z. B. bei Blutgerinnungsstörungen.

Wie lässt sich einer Nasenblutung vorbeugen?
Alle vorbeugenden Maßnahmen dienen der Gesunderhaltung der Nasenschleimhaut und der Aufrechterhaltung ihrer normalen Funktion. Hierzu zählen:
- Sorge für feuchte Atemluft (z. B. durch häufigen Aufenthalt im Freien, Anfeuchtung der Raumluft durch nasse Handtücher, die über die Heizung gehängt werden, Raum-Klimageräte etc.);
- Anfeuchtungen der Nasenschleimhaut durch Einsprühen von Meereswassernasenspray (zwei- bis dreimal täglich);
- Anwendung von Nasensalbe, damit die Nasenschleimhaut geschmeidig bleibt (z. B. Bepanthen-Augen- und Nasensalbe®);
- keine Manipulation mit Wattestäbchen in der Nase;
- Vermeidung von zu heftigem Naseschnäuzen;
- Vermeidung von Kontakt zu an Grippe oder Erkältungskrankheiten erkrankten Personen;
- Vermeidung von Menschensammlungen (es können immer erkältete Menschen darunter sein).

Was ist zu tun, wenn es bereits zu einer Nasenblutung gekommen ist?
Geringfügige Nasenblutungen lassen sich vielfach durch unkomplizierte Maßnahmen zum Stillstand bringen:
- Gefäßverengende Nasentropfen einträufeln (z. B. Otriven®, Olynth®, Nasivin®);
- Nasenmuschel mit Daumen und Zeigefinger zusammenpressen, ca. zwei Minuten warten, Kopf dabei bei aufrechtem Oberkörper nur leicht nach vorn beugen.
Lässt sich die Blutung nicht innerhalb der zwei Minuten stillen oder bessern, muss der Arzt aufgesucht werden. Sinnvollerweise wird ein Hals-Nasen-Ohren-Spezialist aufgesucht, da wahrscheinlich eine Nasentamponade gelegt werden muss: Ein fester Wattestopfen wird bis in die oberen Nasenmuscheln vorgeschoben. Er presst die Blutgefäße zusammen und bringt dadurch die Blutung zum Stillstand.

6.2.5.4 Zahnfleischbluten

Welche Ursachen kann Zahnfleischbluten haben?
Zahnfleischbluten tritt bereits bei ansonsten gesunden Menschen relativ häufig auf. Entzündungen der Schleimhaut oder des Zahnfleisches (Parodontose, Gingivitis) können die Ursachen sein.
Im Rahmen einer Strahlen- oder Chemotherapie wird auch die Schleimhaut im Mundbereich geschädigt. Schon bei geringen mechanischen Manipulationen, z. B. durch die Zahnbürste, durch Nahrung, warme oder kalte Getränke oder Speisen können Blutungen entstehen.

Wie kann die Gefahr einer Zahnfleischblutung verringert werden?
Alle Manipulationen, die eine Blutung begünstigen oder unterhalten können, sollen ausgeschlossen oder reduziert werden. Deshalb:

- Zahnpflege mit einer weichen Zahnbürste, die alle 14 Tage gewechselt wird, durchführen;
- während einer gravierenden Thrombozytopenie wird der Arzt evtl. die Zahnpflege per Bürste gänzlich untersagen.
- Mundspülungen mit desinfizierenden Lösungen mehrmals am Tag durchführen;
- auf grobe Nahrung (Müsli, Vollkornprodukte), heiße oder sehr kalte Speisen, auf scharfe Gewürze, Alkohol, Nikotin und Kaffee in größeren Mengen verzichten;
- bei einem normalen Blutbild ggf. eine zahnärztliche Sanierung der Zahnfleischtaschen durchführen lassen;
- ca. 20 Minuten vor Beginn einer Chemotherapie bis ca. 30 Minuten danach Eiswürfel lutschen. Durch die Kälte wird die Einwirkung der schleimhautschädigenden Zytostatika im Bereich des Mundes reduziert. Geeignet sind auch gefrorene Ananasstückchen (sie enthalten außer der Kälte das abschwellende und entzündungshemmende Papain).

6.2.5.5 Blutiger Auswurf

Blutiger Auswurf – woher kommt er und was bedeutet er?
Als Sputum (Auswurf) wird das aus den Atemwegen stammende Sekret bezeichnet, nicht der Speichel. Blutiger Auswurf bedeutet demnach eine Blutbeimengung zum Sekret der Atemwege und weist auf eine Blutung im Bereich der Lunge hin. Eine solche Blutung kann verschiedene Ursachen haben: Primärtumore der Lunge wie das Bronchialkarzinom können, wenn der Tumor gefäßinfiltrierend wächst, zu Blutbeimengungen führen. Häufig ist dies sogar erstes Symptom einer solchen Erkrankung.
Bei anderen Erkrankungen bedeutet eine Blutbeimengung zum Sputum eine Entzündung, einen metastatischen Tumorbefall oder eine Schädigung der Blutgefäße durch Strahlen, Zytostatika oder andere Medikamente.
Im Rahmen der Diagnostik kann eine endoskopische Spiegelung der Atemwege zu blutigen Auswurf führen.

Welche Maßnahmen sind zur Vorbeugung einer Blutung in den Atemwegen sinnvoll?
Alle Maßnahmen die eine externe, bzw. zusätzliche Schädigung der Atemwege verursachen könnten, sind auszuschließen. Hilfreich sind Maßnahmen wie:
- Anfeuchtung der Atemluft (Klimageräte, Handtücher auf der Heizung);
- Inhalationen nur nach Rücksprache mit dem Arzt anwenden, da einige Geräte eine hohe Keimbesiedlung aufweisen und den Betroffenen eher gefährden;
- Inhalationen per Dampfbad sind zu unterlassen, da die enorme Wärme zur Gefäßweitstellung führt und damit eine Blutung begünstigt;

- bei bestehendem starken Hustenreiz (z. B. bei gleichzeitig bestehender Entzündung des Atemtraktes) werden evtl. hustenblockende Medikamente vom Arzt verordnet;
- Verbesserung eines bestehenden nächtlichen Hustenreizes durch Lavendelkompressen (auf ein dünnes Tuch vier bis fünf Tropfen natürliches Lavendelöl und etwas Wasser) auf der Brust;
- Schleimansammlungen in den Atemwegen ohne lästige Nebenwirkungen durch ein bis drei Tassen Thymiantee lösen.

6.2.5.6 Blutungen in der Bindehaut des Auges

Wodurch kommt es zu Blutungen in der Bindehaut des Auges?
Einige Zytostatika beeinträchtigen insbesondere die Bindehaut des Auges. Durch eine entstehende lokale Entzündung besteht eine vermehrte Durchblutung mit Neigung zu Blutungen. Als zweiter Grund ist die allgemeine Blutungsneigung als Verursacher einer Bindehautblutung zu sehen.
Erkennbar ist diese durch ein rotes, sichtbares Adergeflecht im Augenweiß oder durch eine flächig verteilte Bindehautblutung.

Wie lässt sich eine Bindehautblutung vermeiden?
In den Fällen, in denen der Patient bestimmte, bindehautbeeinflussende Zytostatika erhält, werden möglicherweise auch Augentropfen verordnet. Weitere Möglichkeiten zur Vermeidung einer Bindehautblutung bestehen nicht.

6.2.5.7 Blutungen im Gehirn

Wie macht sich eine Hirnblutung bemerkbar?
Unter einer Hirnblutung wird das Einbluten ins Hirngewebe verstanden. Abhängig von der Lokalisation der Blutungsquelle entstehen unterschiedliche Symptome, die dem Schlaganfall ähneln. Dabei liegt die Blutungsquelle immer im der betroffenen Körperseite gegenüberliegenden Hirnareal.
Mögliche Symptome können sein:
- Sehstörungen
- Kopfschmerzen
- Schwindel
- Benommenheit und Veränderungen der Bewusstseinslage
- Übelkeit und Erbrechen
- Sprechstörungen (motorische/sensorische Aphasie)
- Gefühlsstörungen und/oder Lähmungen in einer Körperhälfte
- Verlust der Kontinenzfunktionen (unwillkürlicher Verlust von Urin oder Stuhl)
Bei gravierenden Blutungen oder bei hirnstammnahen Insulten (Schlaganfällen) besteht akute Lebensgefahr.

Was kann zur Vermeidung einer Hirnblutung getan werden?
Generell lässt sich eine Hirnblutung wesentlich schwieriger verhindern, als eine Blutung in der Körperperipherie. Sie ist auch um vieles bedrohlicher. Generell können jedoch folgende Maßnahmen das Risiko einer Hirnblutung senken:

• Bluthochdrucksituation vermeiden;
• Pressen beim Stuhlgang (Obstipationsprophylaxe) vermeiden;
• Bücken vermeiden;
• Heiße Bäder vermeiden;
• Aufregungen und Stress vermeiden.

Was ist zu tun, wenn Anzeichen einer Hirnblutung auftreten?
In jedem Fall ist der Arzt zu informieren. Er entscheidet über das weitere Vorgehen.

6.2.5.8 Veränderungen im monatlichen Blutungszyklus der Frau

Warum kommt es bei der Frau möglicherweise zu Schmierblutungen oder zum Aufhören der Periode unter Chemotherapie?
Die Behandlung wirkt sich auch an den Ovarien (Eierstöcken) aus. Es kommt folglich zu einer Störung des Hormonhaushaltes, die dann zu Veränderungen der Monatsblutung führen kann.

6.2.5.9 Hämatome

Warum bekommt man während einer Chemotherapie so leicht Hämatome?
Die im Volksmund als »blaue Flecke« bezeichneten Hämatome sind Anzeichen von Blutungen in der Muskulatur. Während der Phase der Blutungsneigung und bei gleichzeitig bestehender Schädigung der Blutgefäßinnenwand durch die Chemotherapie können solche Blutungen vermehrt auftreten.

Welche Maßnahmen helfen, Hämatome zu vermeiden?
Alle mechanischen Manipulationen sind prinzipiell als Auslöser von Hämatomen zu sehen. So sollten in der Zeit der Blutungsneigung Massagen, Bürstungen, zu enge BHs, Gürtel, Uhrenarmbänder, Hosenbünde und andere einengende Kleidungsstücke vermieden werden. Der Patient sollte sich nicht stoßen.

6.2.5.10 Petechien

Was bedeuten die vielen kleinen roten Pünktchen in der Haut?
Diese Pünktchen werden als so genannte Petechien bezeichnet. Sie sind ebenfalls Anzeichen einer Blutungsneigung. Es kommt zu Hunderten von Kleinstblutungen.

6.2.6 Anämie

Wann spricht man von einer Anämie?

Der Begriff »Anämie« wird im Volksmund mit Blutarmut übersetzt. In der Medizin versteht man unter Anämie eine Reduktion der Erythrozyten (rote Blutkörperchen) auf unter 4.6 Mio/mm³ Blut oder einen Abfall des Hämoglobins auf unter 14 g% bei Männern, bei Frauen auf unter 12 g%.

Welche Symptome zeigen sich bei einer Anämie?

Die Aufgabe der Erythrozyten besteht darin, Sauerstoff zu allen Körperzellen zu transportieren, sodass es bei einer Anämie zu Symptomen der Sauerstoffunterversorgung kommt:
*   Müdigkeit, Leistungsschwäche, (Fachbegriff: Fatigue)
*   Kopfschmerzen
*   Schwindel
*   Orthostaseneigung (Kollapsneigung)
*   Übelkeit.

Wodurch kommt es zu einer Anämie?

Eine Anämie kann verschiedene Ursachen haben. Erstens besteht die Möglichkeit, dass der Tumor einen erhöhten Blutbedarf bedingt, zweitens können dauerhaft kleinere Blutungen bestehen, durch die der Betoffene ständig geringfügige Mengen Blut verliert – nicht immer ist dies erkennbar, drittens essen viele Krebskranke nicht gern Fleisch (Haupteisenspender) und viertens werden im Rahmen einer Chemotherapie auch rote Blutkörperchen zerstört sowie verzögert gebildet, sodass ihre Gesamtzahl abnimmt.

Was kann man bei Anämie tun?

Die Verhaltensempfehlungen richten sich immer nach vom Betroffenen empfundenen Symptomen und Störungen. Am einfachsten ist es, den Mangel an roten Blutkörperchen durch eine Bluttransfusion auszugleichen. Diese Maßnahme bietet jedoch infektiologisch und immunologisch die Gefahr von Komplikationen und sollte erst als Letztes angewendet werden.

Oft hilft schon eine eisen- und vitaminreiche Ernährung oder eine Eisen- und Vitaminzufuhr durch Medikamente. Durch den gentechnologisch hergestellten Stoff Erythropoetin kann das Knochenmark zur Bildung vermehrter roter Blutkörperchen angeregt werden.

6.2.6.1 Schwindel

Warum kommt es beim Aufstehen schnell zu Schwindel?

Zu Schwindel kommt es insbesondere dann, wenn man sich schnell von der liegenden Position in die sitzende oder stehende bringt. Auch beim Aufstehen aus einem Sessel ist dies möglich. Das Blut versackt in den Beinen, sodass der Kopf für die ersten Momente mit Sauerstoff unterversorgt ist. Dies ist die bereits beschriebene Ortosthaseneigung.

Welche Maßnahmen sind bei Schwindel sinnvoll?
Langsames Aufstehen hilft. Zunächst setzt man sich beim Aufstehen aus dem Bett auf die Bettkante und lässt die Beine baumeln. Dabei atmet man ruhig, aber tief durch. Nun stellt man sich zunächst vor das Bett – so kann man sich im Bedarfsfall gleich wieder hinsetzen.
Ein ähnliches Verhalten wird beim Aufstehen vom Stuhl empfohlen.
Positiv wirkt sich das Laufen auf der Stelle aus, da hierbei die Muskelpumpe der Waden eingesetzt wird und das Blut nicht so schnell in den Beinen versackt.
Nach Absprache mit dem Arzt sind auch Wechselduschen erlaubt. Der abwechselnde Reiz durch kaltes und warmes Wasser trainiert die Blutgefäße, sich der jeweiligen Situation anzupassen.

6.2.6.2 Fatigue

Was bezeichnet man als Fatigue?
Unter Fatigue oder dem chronischem Müdigkeitssyndrom wird die von vielen Krebspatienten beschriebene extreme Müdigkeit, die unüberwindliche Leistungsschwäche, verstanden.

Ist diese Leistungsschwäche mit normaler Müdigkeit oder Schwäche vergleichbar?
Nein. Die von einem gesunden Menschen nach einem Tag mit schwerer körperlicher Arbeit wahrgenommene Leistungsschwäche lässt sich nicht mit Fatigue bei onkologischen Patienten vergleichen. Deren Symptome sind ungleich schwerwiegender, quälender und lassen sich nicht durch kurze Ruhepausen überwinden oder ausgleichen. Fatigue ist neben den Schmerzen die häufigste Nebenwirkung einer Tumorerkrankung.

Warum ist Fatigue so belastend für den Betroffenen?
Zum ohnehin schon eingeschränkten Selbstwertgefühl kommt nun noch die Erkenntnis, kaum eine Leistung noch selbst erbringen zu können. Das Gefühl der Müdigkeit, der Unfähigkeit, auch nur leichte Aktivitäten durchführen zu können, überlagert alle Lebensäußerungen. Fatigue kann als Auslöser einer Depression gesehen werden.

Welche Maßnahmen sind bei Fatigue sinnvoll?
Viele Menschen klagen besonders bei der Verrichtung der täglichen Hausarbeit oder beim Einkaufen oder Spazierengehen über die auftretende Leistungsschwä-

che, die die vorgenommene Aktivität schnell zu einer Überforderung werden lässt. Daher müssen alle Maßnahmen mit dem Ziel durchgeführt werden, Kräfte einzuteilen oder zu sparen.

Allgemeine Vorüberlegungen
- Zu welchen Tageszeiten fühlt man sich leistungsfähiger?
- Wann fühlt man sich eher überfordert?
- Wie lässt sich der Tag bereits am vorhergehenden Abend planen?
- Welche Aktivitäten sind besonders dringlich oder wichtig?
- Wie können Aktivitäten so durchgeführt werden, dass sie möglichst wenig Kraft kosten.
- Wie können Hilfsmittel sinnvoll eingeplant und eingesetzt werden?

Maßnahmen im Haushalt
- Hausarbeit einteilen (immer nur so viel an Aktivität planen, wie möglich ist).
- Gesamtaktivitäten über den Tag verteilen (nicht nur morgens tätig sein).
- Treppensteigen einschränken (morgens überlegen, welche Dinge vielleicht im Erdgeschoss benötigt werden und dann gleich mit hinunternehmen).
- Bügeln einschränken (langes Stehen ermüdet schnell) oder im Sitzen bügeln.
- Gleich für zwei Tage kochen.
- Fensterputzen möglichst vermeiden oder die Arbeit auf verschiedene Tage verteilen.
- Möglichst viele Tätigkeiten im Sitzen verrichten (oder Stehhilfe benutzen), z. B. Kartoffeln schälen, Gemüse putzen, Geschirr abtrocknen.
- Zum Staubsaugen oder Wischen der Böden möglichst Geräte mit langem Griff verwenden (spart das Bücken).
- Nicht in den Hauptzeiten einkaufen gehen (lange Wartezeiten an der Kasse, anstrengende optische und akustische Eindrücke).
- Beim Kochen möglichst auf vorbereitete oder fertige Gerichte zurückgreifen (spart das aufwendige Vorbereiten).
- Häufig benutzte Gegenstände in Brusthöhe abstellen (vermeidet bückende oder streckende Tätigkeiten).
- Teewagen zum Transport von Geschirr oder anderen Utensilien benutzen (schwere Tabletts ermüden).
- Beim Aufhängen der Wäsche Wäschekorb auf einem Tisch abstellen (vermeidet das Bücken).
- Wäsche ggf. auf einem Ständer aufhängen (vermeidet streckende Bewegungen).
- Ein- und Ausräumen der Waschmaschine möglichst von anderen übernehmen lassen.
- Ggf. Freunde oder Bekannte um Hilfe bitten.
- Aktivitäten vorziehen, die Freude bereiten.

Körperpflege
- Lieber Duschen statt Baden (evtl. einen Duschstuhl benutzen).
- Haare gleich beim Duschen waschen.
- Anstrengendes Abtrocknen im Sommer vermeiden, lieber einen saugstarken Frotteebademantel anziehen oder sich kurz auf ein auf dem Bett ausgebreitetes Badetuch legen und zudecken.
- Einsteighilfen (Griffe an der Wand) montieren lassen.
- Evtl. einen Toilettensitz verwenden (Hochstemmen von einer niedrigen Toilette ist anstrengend).

Kleidung
- Weite Kleidung lässt sich leichter anziehen als eng anliegende.
- BHs lassen sich vorne schließen und anschließend nach hinten drehen.
- Slipper statt Schnürschuhe anziehen (Bücken wird vermieden).
- Jacken mit weiteren Ärmeln bevorzugen (es lässt sich leichter hinein- und herausschlüpfen, als bei solchen mit Bündchen).
- Kleidungsstücke evtl. am Abend vorher schon so bereit legen, dass sie der Reihe nach angezogen werden können.

Sich bewegen/mobil sein und bleiben
- Geländer am Treppenaufgang bieten eine sichere Hilfe und erleichtern insbesondere das Aufwärtsgehen.
- Stühle dort im Haus platzieren, wo sich kleine Pausen anbieten (Stühle oder andere Sitzgelegenheiten in allen Etagen verteilen).
- Schuhe mit niedrigen, stoßdämpfenden Gummisohlen bevorzugen (leichtes Material).
- Für Spazier- oder Einkaufsgänge im Freien evtl. einen Rollator benutzen (eingekauftes Gut kann im Korb kräftesparend transportiert werden, Gerät ist auch zum Abstützen geeignet).

Kinderbetreuung und -versorgung
- Aktivitäten planen, die mit den Kindern gemeinsam im Sitzen verbracht werden können (z. B. Spiele, Basteln, Vorlesen, gemeinsam Bilder ansehen).
- Ausflüge oder körperlich anstrengende Spiele vermeiden.
- Stangen aus einem Kinderbett herausnehmen, damit das Kind allein aussteigen kann.
- Das Kind auf den Schoß klettern lassen, statt es hochzuheben.
- Möglichst stundenweise Hilfe bei der Kinderbetreuung in Anspruch nehmen.

Sollte der Betroffene generell auf körperliche Leistungen und Anstrengungen verzichten, um das Fatiguesyndrom nicht zu verstärken?
Es ist ebenso falsch, zu hohe körperliche Anstrengungen bewältigen zu wollen wie gänzlich auf diese zu verzichten. Der Patient sollte gerade so viel an körperlicher

Aktivität aufbringen, wie er bewältigen kann. Am nächsten Tag kann er die Anstrengung geringfügig erhöhen. Es ist jedoch immer auf die Vermeidung einer Überforderung zu achten.

Was kann man tun, um eine ausgewogene Mischung von Entspannung und Anstrengung bzw. Belastung zu erreichen?
Bei Fatigue muss auf eine ausgewogene Mischung von körperlicher Anregung und Entspannung geachtet werden. Wichtig ist, sich zuerst einmal über Faktoren klarzuwerden, die Kräfte rauben oder Anstrengung bedeuten sowie über die Möglichkeiten nachzudenken, die für eine Entspannung sorgen.
Folgende Entspannungsmöglichkeiten seien beispielhaft genannt:
* Lesen (kann in Extremsituationen auch schon zu anstrengend sein) – möglichst Buchhalter einsetzen, damit das Buch nicht gehalten werden muss,
* Kassetten hören (schöne Musik, Hörspiele),
* Yoga,
* Entspannung nach Jakobsen,
* Autogenes Training,
* Meditationsreisen,
* Kreative Angebote wie Malen, Töpfern, Seidenmalerei (je nach Situation auch schon anstrengend).

Ist es sinnvoll, den ganzen Tag im Bett oder auf der Couch zu verbringen, um sich möglichst umfassend zu entspannen und Anstrengungen zu vermeiden?
Wenn jegliche körperliche Aktivitäten fehlen, bietet auch das ständige Liegen keine Entspannung mehr. Es kommt zu Rückenschmerzen, depressiven Verstimmungen und einer Zunahme der empfundenen Leistungsschwäche.
Der Betroffene sollte mit einer geringfügigen Aktivität beginnen, jedoch nur so viel »leisten«, dass er sich nicht überfordert. Diese Aktivitäten können dann jeden Tag ein wenig mehr ausgebaut und gesteigert werden.
Beispiel:
Erster Tag: Gehstrecke 3 Meter innerhalb des Schlafzimmers
Zweiter Tag: Gehstrecke 5 Meter vom Zimmer in den Flur.
Dritter Tag: Vom Zimmer bis in die Küche usw.

Warum ist die Leistungsgrenze so zu wählen, dass es zu einer geringen Überforderung kommt?
Es ist wichtig, sich selbst Erfolgserlebnisse zu verschaffen und nicht ständig unter dem Eindruck zu leben, dass keine Leistungen mehr möglich sind oder dass man sich nach einer Aktivität vollkommen überfordert fühlt. Sinnvoller ist ein positives Ergebnis und die tägliche Steigerung der Leistung.

Welche Ernährung ist bei anämiebedingter Leistungsschwäche sinnvoll?
Bei der Ernährung sollte auf einer ausreichend energiereiche Nahrung (bei Untergewicht sogar eine hochkalorische) geachtet werden. Auch der Gehalt an Vitaminen, Mineralstoffen, Spurenelementen und Eiweiß ist zu beachten.

• Besonders viel Vitamin C ist in allen Zitrusfrüchten, in Paprika, Möhren, Kartoffeln, Tomaten (Vitamin C ist wichtig für die Immunabwehr).
• Besonders viel Vitamin A ist in Möhren enthalten (Zellschutz-Vitamin).
• Besonders viel Vitamin B 12 ist enthalten in Leber und Fisch sowie in Käse.
• Besonders viel Omega-3-Fettsäuren sind enthalten in Fisch (für den Aufbau von Immunstoffen).
• Eisen findet sich besonders reichhaltig in rotem Fleisch, in Gemüse mit dunkelgrünen Blättern wie Broccoli, Spinat, Lauch, in Kornprodukten wie Weizenkeimen, Sonnenblumenkernen.
• Eiweiß findet sich besonders reichhaltig in allen Milchprodukten, in Hülsenfrüchten, Fisch und Fleisch.

Wie lässt sich eine Gewichtszunahme erreichen?
Dem Körper muss pro Tag eine Kalorienmenge zugeführt werden, die um etwa 500 Kilokalorien über dem normalen Bedarf liegt. Bei dieser Überernährung besteht die Chance, dass der Patient um ca. 500 Gramm pro Woche an Gewicht zunimmt.

In welchen Nahrungsmitteln ist besonders viel Energie vorhanden oder wie lässt sich die Nahrung anreichern?
Alle Nahrungsmittel, die viel Fett enthalten, sind große Energieträger. Bei allen Milchprodukten sollten die fetthaltigen den fettarmen vorgezogen werden. Käse enthält ebenfalls viel Fett und liefert gleichzeitig viel Calcium, das für den Aufbau neuer Knochenzellen wichtig ist.
Neben den Fetten sind die Kohlehydrate (vor allem Zuckerprodukte) gute Energielieferanten. Prinzipiell lassen sich alle Speisen mit Butter, Sahne oder Zucker kalorisch anreichern (möglichst kein Industriezucker).

Was ist zu tun, wenn bei bestehender Appetitlosigkeit oder Abneigung gegen Essen und Trinken die ausreichende Energiezufuhr gefährdet ist?
Bei vielen Tumorpatienten besteht eine ausgesprochene Abneigung gegen bestimmte Speisen oder sogar eine ausgeprägte Appetitlosigkeit. In diesen Fällen kann die Gesamtenergiezufuhr durch so genannte Zusatznahrungen (früher auch »Astronautenkost« genannt) mit wenig Menge erhöht werden (z. B. Supportan-Trinknahrung der Fa. Fresenius).
In ganz besonders ausgeprägten Fällen könnte über eine zeitweilige Magensonde oder über die Ernährung per Infusion nachgedacht werden. Da jedoch beide Maßnahmen die Lebensqualität einschränken, sollten sie erst dann eingesetzt werden,

wenn die orale (d. h. über den Mund) Nahrungsaufnahme nicht hinreichend funktioniert.

6.2.7 Das ANE-Syndrom

Was wird als ANE-Syndrom bezeichnet?

ANE ist die Kurzbezeichnung für Anorexia (Untergewicht), Nausea (Übelkeit) und Emesis (Erbrechen). Heute weiß man, dass diese Symptome eigentlich nie allein für sich betrachtet werden können, sondern sich gegenseitig beeinflussen. Dies bedeutet, wer unter Übelkeit und Erbrechen leidet, wird wahrscheinlich bald auch einen Gewichtsverlust zeigen, da er mit großer Wahrscheinlichkeit zu wenig Nahrung zu sich nehmen wird.

Wodurch können Übelkeit und Erbrechen auftreten?

Es gibt unterschiedliche Ursachen, die zu Übelkeit und Erbrechen führen können: direkte Auswirkungen von Zytostatika, indirekte Wirkungen der Medikamente, die sich im Blut befinden und dem Körper einen Fremdstoff signalisieren. Dieser glaubt dann, mit Übelkeit und Erbrechen reagieren zu müssen. Psychisch bedingte Übelkeit, z. B. durch Angst oder Aufregung oder auch durch die Erwartung, dass nach einer einmal erlebten Übelkeits-Symptomatik diese bei erneuter Chemotherapie wieder auftritt (so genanntes Erwartungserbrechen) betrifft ebenfalls sehr viele Menschen. Diese Form des Erbrechens wird auch als so genanntes antizipatorisches Erbrechen bezeichnet.

Infektionen mit Bakterien, Viren, Pilzen, Nahrungsunverträglichkeiten, allergische Reaktionen oder auf medikamentös bedingte Reaktionen (z. B. bei Schmerzmedikamenten) oder Anämie kommen ebenfalls als Auslöser in Betracht.

Was kann man bei anämiebedingter Übelkeit tun?

Hier kommt es wegen einer Unterversorgung des Gehirns mit Sauerstoff zur Übelkeit. Wirksam bekämpfen lässt sich das nur durch eine Erhöhung der Anzahl der Sauerstoffträger (Hämoglobin und Erythrozyten). Die Übelkeit beim schnellen Aufstehen lässt sich jedoch durch die gleichen Maßnahmen wie beim anämiebedingtem Schwindel bekämpfen.

Zur Linderung der Übelkeit bieten sich folgende Maßnahmen an:
• Für eine ausreichende Frischluftzufuhr sorgen (häufig Lüften).
• Duftlampen mit Zitrusöl, Fichtennadelöl oder frisch-fruchtigen Blumendüften verwenden.
• Pfefferminzöl an die Schläfen reiben.

Was kann man zur Vermeidung infektionsbedingter Übelkeit/Erbrechen tun?

Alle Speisen und Getränke, die potenzielle Überträger von Krankheitserregern sein können, sind zu vermeiden. (S. auch Seite 44)

Was kann man tun, um psychisch bedingte Übelkeit zu vermeiden?
Zunächst einmal gilt: Jeder Mensch, der an Krebs erkrankt ist und einer gravierenden Behandlung unterzogen wird, hat das Recht, Angst zu haben. Dies ist eine verständliche und normale Reaktion.
Es gibt jedoch Möglichkeiten, die Angst zu reduzieren. Aufklärende Gespräche, in denen die Vorgehensweise und die Wirkung der Maßnahmen erläutert werden, können die Angst vor dem Unbekannten und Unverständlichen reduzieren.
Auch eine positive Einstellung kann hilfreich sein. Hilfreich ist hier das Simontontraining® (s. Literatur), die Bauchatmung, autogenes Training oder Muskelentspannung nach Jakobsen.
Es kann sinnvoll sein, sich zur Chemotherapie eine liebevolle Begleitung mitzunehmen.

Wie funktioniert die Bauchatmung?
Man legt sich beide Hände an die Bauchseiten (Flanken) und versucht nun ganz bewusst, diese in einem ruhigen Rhythmus förmlich weg zu atmen. Hierdurch wird eine vertiefte Ausatmung erreicht, die die Atmung entspannt und normalisiert. Dieses »Wegatmen« ist auch beim Auflegen der Hände auf den Bauchbereich möglich, wird jedoch möglicherweise als unangenehm empfunden.

Ist es sinnvoll, bereits bei der ersten Chemotherapie Medikamente gegen Übelkeit zu geben?
Tatsächlich kann es sein, dass der Patient nicht unter Übelkeit leiden wird. Dennoch sollten auch bei der ersten Chemotherapie schon Antiemetika (Medikamente gegen Übelkeit) gegeben werden. Zum einen kann die Möglichkeit der auftretenden Übelkeit einigermaßen gut eingeschätzt werden, da man heute weiß, welche Zytostatika als starke oder schwache Auslöser für Übelkeit anzusehen sind; zum anderen sollte der Betroffene erst gar keine stärkere Symptomatik erleben, damit es nicht zum konditionierten Erbrechen kommt.

Warum ist eine länger bestehende Übelkeit ein Problem?
Bei einer länger andauernden Übelkeit kommt es unweigerlich zur Gewichtsabnahme durch eine unzureichende Nahrungsaufnahme. Wenn es zum Untergewicht kommt, wird die nächste Behandlung möglicherweise noch schlechter vertragen, wodurch sich auch die Übelkeitsprobleme weiter verstärken können.

6.2.8 Diarrhö

Was können die Ursachen einer Diarrhö sein?
Eine Diarrhö (Durchfall) kann ganz verschiedene Ursachen haben: Zum einen kann es, wie bei jedem anderen gesunden Menschen, Anzeichen einer Infektion sein. Bakterien oder Viren sind in den Körper eingedrungen und verursachen dort

eine Veränderung. Der Körper reagiert mit verstärkter Ausscheidung, um die »Fremdlinge bzw. Giftstoffe« loszuwerden.

Eine zweite Möglichkeit besteht darin, dass es sich um eine entzündungsbedingte Folgeerscheinung handelt. Im Rahmen einer Chemo- oder Strahlentherapie beispielsweise kann es zu entzündlichen Veränderungen der Darmschleimhaut kommen. Diese sondert vermehrt Wasser, Schleim und Zellen ab, es kommt zu Nahrungsunverträglichkeiten und zeitweiliger Diarrhö.

Auch psychische Ursachen kommen als Auslöser in Frage. Infolge veränderter Reaktionen bestimmter Nerven (Sympathicus und Parasympathikus) wird die Darmmotorik angeregt und die Darmpassage beschleunigt, sodass dem Stuhl nicht mehr so viel Flüssigkeit entzogen werden kann und er flüssiger ist. Nicht zuletzt können auch einige Medikamente Diarrhö auslösen.

Was ist die Gefahr von häufigeren oder länger andauernden Diarrhöen bei Tumorerkrankung oder Tumortherapie?
Dem häufig ohnehin schon geschwächten Körper werden zu geringe Mengen an Flüssigkeit und Nährstoffen zugeführt. Ein Verlust der Körperflüssigkeiten verkraftet der Organismus nicht ohne weiteres. Besonders bei Menschen mit bereits reduziertem Körpergewicht kann es dann zu beeinträchtigenden Störungen wie z. B. Schwäche, Kollapsneigung, Übelkeit, Kopfschmerzen oder Sehstörungen kommen. Glücklicherweise kann der Körper kurzfristige Diarrhöen schnell kompensieren.

Welche Maßnahmen helfen bei infektbedingter Diarrhö?
Bei einer infektbedingten Diarrhö kann es sinnvoll sein, für ein bis drei Tage auf die Nahrungszufuhr zu verzichten und nur schwarzen Tee (mit etwas Zucker und Salz) zu trinken. Gewöhnlicherweise gibt sich die Erscheinung nach kurzer Zeit wieder.

Welche Maßnahmen sind bei länger anhaltendem Durchfall sinnvoll?
Sinnvoll sind alle Maßnahmen, die dem Körper ausreichend Flüssigkeit und Nährstoffe zuführen. Die tägliche Flüssigkeitszufuhr sollte auf 2,5 bis 4 Liter erhöht werden. Günstig ist die Zugabe von Salz und Zucker oder von einem in der Apotheke erhältlichen Elektrolytgemisch (Elotrans®, Oralpädon®). Diese Elektrolyte helfen, die Folgeerscheinungen der Durchfallsymptomatik zu vermeiden oder zu reduzieren.

Welche Maßnahmen helfen bei Diarrhöen, die nach Antibiotikagabe auftreten?
Diarrhöen, die nach einer Antibiotikagabe auftreten, haben ihre Ursache in der negativen Veränderung der normalen Darmflora. Wenn zur Zeit keine Immunschwäche vorliegt (Leukozytenwerte unter 3.000/cm^3 Blut) kann die Aufnahme

lebender Joghurtkulturen beim Wiederaufbau einer normalen Darmflora helfen. In der Apotheke gibt es Fertigpräparate, die diese Funktion erfüllen. Eine ballaststoffreiche Ernährung ist sinnvoll, da die Ballaststoffe eine für die Vermehrung der gesunden Darmkeime lebensnotwendige Grundlage darstellen. Ohne Ballaststoffe dauert der Aufbau der normalen Darmbakterien wesentlich länger.

Welche Maßnahmen helfen bei Diarrhöen, die nach Sondenkosternährung auftreten?

Tritt die Diarrhö unter Ernährung mit Fertig-Sondennahrungen auf (früher: Astronautenkost), so kann dies an einer zu schnellen, zu hoch dosierten (= zu hohe Teilchendichte der Nahrung) oder zu kalten Nahrung liegen. Möglicherweise stand die Nahrung zu lange geöffnet herum, sodass sich bereits Keime vermehrt haben. Hilfreich ist hier die Reduktion der Nahrung für ein bis zwei Tage, die Kontrolle und Sorge für eine zimmerwarme, langsame Verabreichung, die Einhaltung hygienischer Regeln oder der Wechsel zu einer ballaststofffreien Kost. Manchmal hilft auch die Verdünnung mit Tee oder Wasser.

Welche Maßnahmen helfen bei Diarrhö, die als entzündungsbedingte Reaktion im Rahmen einer Strahlen- oder Chemotherapie auftritt?

Eine Diarrhö, die als entzündungsbedingte Reaktion der Schleimhaut auf Strahlen- oder Chemotherapie auftritt, erfordert eine zeitweilige Schonkost. Scharf gewürzte Speisen, Alkohol, Nikotin, Kaffee, Ballaststoffe, säurehaltige Speisen und Getränke sollten gemieden werden, bis die Schleimhaut sich erholt hat.

Welche Speisen haben stopfende Wirkung?

Eine stopfende Wirkung haben:

* Bananen,
* Schokolade,
* ballaststoffarme Speisen,
* Käse,
* Weißbrot.

Welche Speisen würden die Diarrhö möglicherweise verstärken?

Verstärkend auf eine Diarrhö wirken:

* alle ballaststoffreichen Speisen,
* getrocknetes Dörrobst,
* Pflaumen,
* Ananas,
* Apfelsinen,
* Sauerkraut,
* milchzuckerhaltige Produkte, ·
* Kohlprodukte,
* Müsli.

Welche Getränke sind bei Diarrhö zu empfehlen?
Generell sind verdünnte Fruchtsäfte oder Tees und Mineralwasser zu empfehlen. Ungünstig wirken sich Kaffee, Alkohol, Pflaumensaft, Rhabarbersaft und Sauerkrautsaft aus.

Was kann man gegen die oft begleitenden Bauchschmerzen tun?
Die Schmerzen kommen durch die beschleunigten Darmbewegungen zustande. Ein feuchtes, warmes Tuch auf den Bauch gelegt, sorgt für Entspannung. Die Wärme wird besser gehalten, wenn zudem eine Wärmflasche aufgelegt wird. Diese sollte allerdings nicht zu prall gefüllt sein, damit sie keinen Druck ausübt und nicht als unangenehm empfunden wird.
Auch Einreibungen des Bauches mit Kümmel- oder Fenchelöl werden als angenehm empfunden.

Was kann man gegen brennende Beschwerden am Darmausgang tun?
Bei Diarrhö kann es zu unangenehmem Brennen am Darmausgang kommen, da die starke Säurekonzentration zu einer lokalen Reizung der empfindlichen Darmschleimhaut führt. Nach jedem Stuhlgang sollte die Region vorsichtig mit warmen Wasser (ohne Zusatz von Seife) gewaschen werden. Das Auftragen von Bepanthen- oder Kinderwund- und Heilsalbe gibt einen Schutz gegenüber den Säuren.

6.2.9 Obstipation

Warum leiden viele Patienten während Chemotherapie unter Obstipation?
Wie bei allen anderen Nebenwirkungen und Störungen kann auch die Obstipation (Verstopfung) durch verschiedene Ursachen ausgelöst werden.
So trinken etliche Menschen während der Chemotherapie und in den Tagen danach zu wenig Flüssigkeit, weil sie entweder müde sind oder bei Appetitlosigkeit und Übelkeit keinen Durst haben. Es kommt auch vor, dass der Darm in seiner Beweglichkeit durch Zytostatika oder Schmerzmittel, durch Antiemetika (Medikamente gegen Erbrechen) oder Mittel zum Schleimhautschutz beeinträchtigt wird. Während der Krankheit oder bei auftretender Müdigkeit bewegen sich manche Menschen zu wenig, was auch zur Trägheit des Darms beiträgt.
Eine ballaststoffreiche Ernährung wird manchmal nicht vertragen. Eine Schonkost sorgt dann dafür, dass der Speisebrei nicht so schnell ausgeschieden wird. Wenn der Speisebrei nun länger im Darm verbleibt und ihm dabei vermehrt Flüssigkeit entzogen wird, verhärtet sich der Stuhl und es kommt zur Obstipation.
Auch psychische Auslöser wie z. B. Stress oder Angst können eine (mit-)verursachende Rolle spielen.
In einigen Krankenhäusern wird die Situation dadurch erschwert, dass die Patienten über keine eigene Toilette verfügen können.

Was kann man gegen Obstipation tun?
An erster Stelle steht eine ausreichende Flüssigkeitszufuhr von mindestens 2,5 bis 3 Litern Flüssigkeit pro 24 Stunden. Dabei kann ein Glas Flüssigkeit, auf nüchternen Magen getrunken, den abführenden Effekt erhöhen (Orangen- oder Apfelsaft hat eine besonders Magen-Darmanregende Wirkung, wird wegen des hohen Säureanteils aber nicht immer vertragen).
Bei der Auswahl geeigneter Nahrungsmittel sollten insbesondere ballaststoffreiche auf dem Speiseplan stehen. Ballaststoffe beschleunigen nicht nur den Darmtransport, sie binden auch Giftstoffe und Cholesterin, sind Grundnahrung für die physiologischen (gesunden) Darmbakterien und schilfern die Oberflächenzellen der Darmschleimhaut ab, sodass sich diese schneller regeneriert. Außerdem enthalten Ballaststoffe viele Vitamine. Vorsicht ist lediglich bei Darmschleimhautentzündung geboten.
Wer viele Ballaststoffe zu sich nimmt, muss jedoch gleichzeitig die Flüssigkeitszufuhr ausreichend erhöhen, sonst kommt es zur Bildung eines Ballaststoffknotens, der den Darm eher verstopft, als ihn befreit. Joghurts mit lebenden Kulturen haben eine positive Auswirkung auf die Verdauung.
Außerdem fördert eine ausreichende Bewegung nicht nur das allgemeine Wohlbefinden, sondern regt auch den Darm zur Bewegung an.
Bei der Colonmassage wird die Bauchregion mit kreisenden Handbewegungen im Uhrzeigersinn Richtung Darmausgang massiert. Diese Massage kann zwei- bis dreimal pro Tag durchgeführt werden und regt den Weitertransport der Nahrung an.

Was kann man in hartnäckigen Fällen von Obstipation tun?
In besonders hartnäckigen Fällen können eingeweichte Dörrpflaumen, Leinsamen oder Weizenkleie in Joghurt oder Milch eingerührt, Sauerkraut und Sauerkrautsaft, Abführtee (nur kurzfristig) oder spezielle vom Arzt eingesetzte Medikamente das Problem lösen. Allerdings: Insbesondere bei der durch Zytostatika ausgelösten Obstipation reichen die aufgeführten Möglichkeiten mitunter nicht aus, sodass zusätzliche darmanregende Medikamente verabreicht werden müssen.

Rezept: Leinsamensud
Wenn der Patient keine Leinsamen- oder Kleieprodukte zu sich nehmen darf, kann er zwei bis drei Esslöffel Leinsamen mit etwa 250 ml Wasser in einem geschlossenen Topf etwa 10 Minuten kochen. Danach wird der Leinsamen durch ein Sieb gegeben und nur der Sud getrunken. Dieser enthält Schleim- und Quellstoffe des Leinsamens, die eine abführende Wirkung haben.

Tipp: Frische Ananas
Frische Ananas hat abführende Wirkung (insbesondere, wenn gleichzeitig oder hinterher ein bis zwei Gläser Flüssigkeit aufgenommen werden). Dieses Rezept gilt auch für Apfelsinen.

6.3 Radiatio

Was versteht man unter dem Begriff »Radiatio«?
Im Wort Radiatio (Strahlentherapie) verbirgt sich die Bedeutung: Radiatio ist der Fachterminus für die Behandlung mit Strahlen. Diese Strahlen wirken auf den Zellkern und die darin enthaltene Erbinformation. Ziel der Radiatio ist es, die Krebszellen so zu schädigen, dass sie sich nicht mehr vermehren können.

Welche verschiedenen Möglichkeiten einer Strahlentherapie gibt es?
Radiojodtherapie (bei gut- bzw. bösartigen Erkrankungen der Schilddrüse):
Nach der operativen Teil- oder Komplettentfernung der Schilddrüse wird dem Erkrankten radioaktiv markiertes Jod gespritzt. Es sammelt sich in den Schilddrüsenzellen an und wirkt dort auf mögliche verbliebene Resttumorzellen ein und zerstört sie.
Teletherapie: Hierunter versteht man die perkutane (durch die unverletzte Haut hindurch), externe Bestrahlung. Die Strahlen durchdringen die darunter liegenden Gewebeschichten und gelangen zum Tumorherd. Hier werden sie gebündelt und wirken zellzerstörend.
Brachytherapie: Bei dieser Kurzdistanztherapie werden sog. Radionuklide direkt ans betroffene Gewebe oder Organ gebracht, ohne dass die Strahlen zuvor durch umgebende Gewebeschichten dringen müssen. Mittels Hohlsonden werden z. B. die Strahlenquellen an den gewünschten Ort gebracht und können dort direkt mit der höchstmöglichen Wirkung wirken (vor einigen Jahren war die Kobalteinlage die bekannteste Form). Diese Form wird heute z. B. beim Gebärmutter- oder Prostatakrebs eingesetzt.
Photodynamische Therapie: Hierbei wird eine spezielle chemische Substanz verabreicht, die sich dann in den Tumorzellen ansammelt. Unter Einwirkung von energiereichem Licht entsteht Energie in den Wasserstoffatomen der Zelle, die zu schwingen beginnen. Diese Schwingungen führen schließlich zur Zerstörung der Zelle.

Was ist ein Afterloading-Verfahren?
Nach Einlage spezieller Hohlnadeln oder Tuben ins Gewebe wird die radioaktive Quelle über ein Nachladeverfahren aus dem schützenden Gerät in die Nadeln oder Tuben vorgefahren, wo sie zwischen wenigen Minuten und 14 Stunden verbleibt. So kann die Radioaktivität weitgehend auf die Tumorlokalisation begrenzt und dort konzentriert werden.

In welchen Fällen wird eine Radiatio durchgeführt?
Eine Strahlenbehandlung wird durchgeführt, wenn der Tumor strahlensensibel ist, also auf Strahlen reagiert und es sich um eine bevorzugt lokalisierte Erkrankung handelt. Prophylaktisch wird eine Radiatio dann eingesetzt, wenn möglicherweise

nach einer Operation noch Resttumorzellen vorhanden sind. In einigen Fällen werden Strahlen eingesetzt, um Schmerzen zu lindern, um frakturgefährdete osteolytische (knochenauflösende) Knochenanteile zu remineralisieren, um Symptome tumorbedingten Hirndrucks zu reduzieren.

Was sind die Ziele einer Radiatio?
Ähnlich wie bei den anderen Verfahren gibt es auch bei der Radiatio eine kurative und eine palliative Zielsetzung. Die Erfolgschance ist abhängig von Tumorlokalisation und -größe, vorhandenen Metastasen und von der Strahlensensibilität des Gewebes.

Was ist eine kurative Radiatio?
Allein durch die Behandlung mit Strahlen soll der Tumor zerstört und der Patient geheilt werden. Dies ist beispielsweise bei den niedrigen Stadien des Morbus Hodgkin möglich.

Wann spricht man von einer palliativen Radiatio?
Dabei wird eine Radiatio eingesetzt, um eine Verkleinerung der Tumormasse zu erreichen, wenn dieser auf Nervengewebe drückt oder die Arteria Carotis einengt. Radiatio kann auch zur Schmerztherapie eingesetzt werden, wenn der Tumor auf Nerven drückt und durch strahlentherapeutische Verkleinerung eine Reduktion der nervalen Kompression erreichbar ist.
Die Bestrahlung von Hirnmetastasen kann sinnvoll sein, um z. B. Kopfschmerzen oder Übelkeit und Erbrechen zu bekämpfen.
Bestehen Knochenmetastasen oder primäre Knochentumore, wird möglicherweise eine Radiatio durchgeführt, um das Tumorgewebe zu zerstören, damit gesundes Knochengewebe nachgebildet und der Knochen damit stabilisiert werden kann.
Als oberstes Ziel einer palliativen Radiatio wird die Verbesserung der Lebensqualität angestrebt.

Warum haben einige Patienten große Angst vor der Radiatio?
Schon die Sicherheitsvorschriften, die z. B. die Anwesenheit einer anderen Person im Bestrahlungsraum nicht zulassen, suggerieren dem Kranken, dass es sich um gefährliche Strahlen handelt. Er fühlt sich dieser Situation hilflos ausgeliefert, kann keinen nahestehenden Menschen zur Begleitung mitnehmen und muss die Situation allein aushalten.
Zudem bestehen aus früheren Zeiten noch häufig Horrorgeschichten darüber, welche gravierenden Nebenwirkungen auftreten können. Diese Geschichten überträgt der Kranke evtl. auf sich, ohne zu hinterfragen, ob seine Situation ähnlich ist.
Auch die Tatsache, dass die Strahlen geruchlos, farblos und nicht erkennbar sind, verursacht oft Angst.

Wie lässt sich die Angst vor der Radiatio lindern oder vermeiden?
Informationen über die Wirkung der Strahlentherapie und die ehrliche Auseinandersetzung mit den möglichen Nebenwirkungen, die im ganz speziellen Fall denkbar und wahrscheinlich sind und das Zulassen der Angst helfen dem Betroffenen, die Situation zu bestehen.
Einigen Menschen hilft es auch, wenn sie sich vor Beginn der Bestrahlung visualisieren (bildhaft vorstellen), dass die Strahlen zwar primär schädigende Wirkungen haben, aber von ihm trotzdem gewünscht und willkommen geheißen werden, weil sie die Besserung oder Heilung der Erkrankung bringen sollen.

6.3.1 Nebenwirkungen der Radiatio

Welche Nebenwirkungen können während oder nach einer Radiatio auftreten?
Im Gegensatz zur Chemotherapie treten die meisten Nebenwirkungen bei einer Radiatio bevorzugt lokal, d. h. im Umfehl der Strahlenwirkung aus.
Da die Strahlen häufig zunächst oberflächliche Haut- und/oder Schleimhautschichten durchdringen müssen, zeigen sich gerade an diesen beiden Gewebeschichten besonders häufig Nebenwirkungen. Bei tiefer gelegenen Tumoren können dann alle Schichten, die von den Strahlen durchdrungen werden, mit Nebenwirkungen reagieren.
Die Nebenwirkungen nach Strahlenbehandlung sind hinsichtlich Art und Umfang abhängig von der Lokalisation des bestrahlten Tumorgewebes, von der Art der Strahlen, von Dauer und Dosis der Behandlung.
Die möglichen Nebenwirkungen lassen sich unterteilen in lokale und systemische Nebenwirkungen.

6.3.1.1 Strahlenkater

Was versteht man unter dem so genannten »Strahlenkater«?
Beim Strahlenkater handelt es sich um eine allgemeine Abwehrreaktion des Körpers auf die einwirkenden Strahlen. Die Symptome sind ähnlich denen eines Sonnenbrands: Der Betroffene leidet unter Kopfschmerzen, Schwindel, Übelkeit, Erbrechen, Müdigkeit und Leistungsschwäche.

Was kann man gegen den Strahlenkater unternehmen?
Wichtig sind häufige, kleine Pausen, in denen sich der Betroffene erholen kann, eine ausreichende Flüssigkeitszufuhr und ggf. Entspannungsübungen. All das kann die Symptome lindern, vielfach jedoch nicht gänzlich beheben. In einigen Fällen werden vom Arzt Cortisonpräparate verordnet, die die Abwehrreaktion reduzieren.

Welche lokalen Nebenwirkungen können nach einer Radiatio auftreten?
Am häufigsten treten auch heute noch Hautreaktionen im bestrahlten Areal auf. Diese sind ähnlich wie beim Sonnenbrand als eine natürliche Reaktion der Haut auf die Strahlenwirkung zu betrachten. Ebenfalls möglich sind Form- (dünne Haut, sog. Stria) und Farbveränderungen (z. B. Braunfärbung der Haut).

6.3.1.2 Hautveränderungen

Welche strahlentherapiebedingten Veränderungen zeigen sich bevorzugt im Bereich der Haut?
Im Bereich der Haut zeigen sich je nach Schweregrad der Schädigung, Rötungen, Schwellungen, Blasenbildungen bis hin zu Ulzerationen, d. h. geschwürigen Veränderungen (diese sind heute jedoch eher seltener). Viele Patienten klagen über sonnenbrandähnliche Symptome, die sich jedoch einige Zeit nach Beendigung der Behandlung bessern.

Was sind die Anzeichen einer Hautschädigung bei oder nach Strahlentherapie?
Es zeigen sich die typischen Entzündungszeichen wie Rubor (Rötung), Tumor (Schwellung), Dolor (Schmerz), Calor (Überwärmung), Functio laesa (Funktionseinschränkung).

Welche Maßnahmen eignen sich bei einer Hautrötung im Rahmen der Radiatio?
Als Grundregel gilt: Trockene Haut wird trocken behandelt, feuchte Haut feucht. Zeigt die Haut also noch keine nässenden oder offene Stellen werden keine feuchten Kompresse aufgelegt und auch keine Salben angewendet. Bei nässenden und offenen Lokalisationen können nasse Kompressen mit NaCl die Ernährung der Haut und ihre Erneuerung oder auch eine entstandene Infektion günstig beeinflussen.

Wie können Hautschädigungen vermieden werden?
Vier wesentliche Grundregeln verringern die Gefahr von Hautschäden:
1. **Keine mechanischen Maßnahmen:** Massagen, Reibungen, einengende Wirkungen von Gürteln, BHs, Armbanduhren, Hosenbünden etc. sind zu vermeiden. Es ist sinnvoll, nur zu duschen und dabei keine Waschlappen zum Abreiben zu benutzen. Beim Abtrocknen darf die Haut nur vorsichtig trocken getupft werden. Bewährt hat sich Wäsche aus Seide oder auch BH-Einlagen aus Seide. Diese sind sehr glatt und wirken kühlend auf die Haut.
2. **Keine chemischen Maßnahmen:** Während der Zeit der Bestrahlung sowie einige Zeit danach sollte der Betroffene möglichst auf Parfums, Deodorants, auf Rasierwasser oder andere Mittel mit chemischen Zusätzen verzichten.
3. **Keine physikalischen Maßnahmen:** Zusätzliche Strahlenwirkungen z. B. durch Sonnenstrahlen sind zu vermeiden. Der Betroffene sollte die bestrahlte

Haut durch entsprechende Kleidung und durch Vermeidung von Sonnenbädern schonen.

4. **Keine thermischen Maßnahmen:** Alle Wärme- und Kälteanwendungen sind zu unterlassen. Heiße Bäder, Wechselduschen oder Saunagänge würden von der Haut eine Anpassung an unterschiedliche thermische Einflüsse verlangen. Die Haut kann dies in ihrem vorgeschädigtem Zustand nicht gewährleisten und würde hierdurch möglicherweise zusätzlich geschädigt.

Welche Maßnahmen sind in der Zeit der Radiatio sinnvoll und (meistens) erlaubt?

Lauwarmes **Abduschen** der Haut ist dann erlaubt, wenn das Strahlenfeld mit einer wasserfesten Markierung eingezeichnet wurde (ggf. MTA fragen). Die Haut wird anschließend nur vorsichtig trockengetupft oder ein Bademantel übergezogen. In einigen Kliniken wird das **Abpudern** mit parfumfreiem Puder empfohlen. Auch hier sollte nachgefragt werden.

Bei der **Kleidung** empfiehlt sich Baumwolle oder Seide, da beide Stoffe glatt sind und kühlend auf der Haut aufliegen. Beim Aufenthalt im Freien sollte der Betroffene die bestrahlte Haut bedecken.

Sind die Hautveränderungen rückläufig?

Nach Abschluss der Bestrahlung sind die meisten Hautveränderungen wieder rückläufig, wobei bei einer hohen Strahlendosis eher die Gefahr von bleibenden Veränderungen (wie z. B. Narben) besteht als bei einer niedrigeren Dosierung.

6.3.1.3 Schleimhautveränderungen

Wie reagiert die Schleimhaut auf eine Bestrahlung?

Die Schleimhaut gehört ebenfalls zu den empfindlich reagierenden Geweben. Schleimhautbetroffenheit zeigt sich insbesondere bei Bestrahlungen im Kopf-Hals-Bereich sowie im Bereich des kleinen Beckens. Bei einer Bestrahlung im Hals-Kopf-Bereich kann z. B. die Schleimhaut im Atem- und Schlucktrakt anschwellen und mit einer lokalen Entzündung reagieren.

Welche Nebenwirkungen zeigen sich bei Schleimhautschädigungen im Kopf-Hals-Bereich?

Die Mund- und Rachenschleimhaut reagiert äußerst empfindlich auf Störungen. Möglicherweise tritt eine Mundschleimhautentzündung auf. Diese ist durch eine entzündlich veränderte, gerötete und schmerzende Schleimhaut gekennzeichnet. Die Zahnfleischränder können betroffen sein. Außerdem besteht eine erhöhte Neigung zu Herpesbläschen, zu Aphten (kleine, weißliche, mit klarer Flüssigkeit gefüllte, sehr schmerzhafte Bläschen), zu bakterien- oder pilzbedingten Infektionen. Oft fällt die Nahrungsaufnahme in dieser Zeit schwer.

Welche Faktoren wirken bei der Entstehung einer Mundschleimhautentzündung noch mit?
Das Ausmaß der Schädigung hängt zum einen mit der Radiatio zusammen. Darüber hinaus ist aber der Flüssigkeitsgehalt der Mundschleimhautzellen bzw. die regelmäßige Zufuhr von Flüssigkeit und der damit verbundene Reinigungseffekt mitverantwortlich für die Entstehung einer Entzündung. Je häufiger und je mehr der Betroffene trinkt und je gründlicher er die Mundpflege durchführt, umso geringer ist die Gefahr der Infektionsentstehung.

Welche Maßnahmen sind bei einer strahlenbedingten Entzündung im Mund- und Halsbereich sinnvoll?
Bei einer Mundschleimhautentzündung sollte der Betroffene viel trinken (dabei aber nicht langfristig Kamille- oder Salbeitee verwenden, denn beide Teesorten trocknen auf Dauer die Schleimhaut aus). Es ist hilfreich, zu allen Mahlzeiten reichlich Mineralwasser zu trinken, da so auch das Essen besser rutscht. Entzündungshemmende Lokaltherapeutika wie z. B. Bepanthenlösung oder Stomatitislösung können vom Arzt verordnet werden. Bereitet das Schlucken Schmerzen, so kann vor der Nahrungsaufnahme das Einsprühen von anästhesierenden Medikamenten sinnvoll sein (wird ebenfalls vom Arzt verordnet).

Im Rahmen der alternativen Pflegemaßnahmen werden gefrorene Ananasstückchen zum Lutschen empfohlen. Sie kühlen die Schleimhaut und wirken dadurch schmerzlindernd. Gleichzeitig enthalten sie Papain als Wirkstoff, eine Substanz, die gegen Entzündungen und Schwellungen wirkt.

Welche Maßnahmen können bei zu geringer Speichelbildung hilfreich sein?
In einigen Fällen produzieren die Speicheldrüsen während einer Radiatio deutlich weniger Speichel, sodass der Betroffene unter einem permanent zu trockenen Mund und unter Schluckstörungen leidet. Die fehlende Speichelproduktion lässt sich durch häufiges und kräftiges Trinken ausgleichen. Hilfreich ist auch ein kleiner Flakon, der sich mit Flüssigkeit füllen lässt, die zwischendurch in den Mund gesprüht wird. So lässt sich zwischendurch und unterwegs die Schleimhaut befeuchten.
Auch das Lutschen saurer Bonbons oder das Kauen von Kaugummi wird empfohlen.

Welche Mittel eignen sich zur Mundpflege?
In vielen Gesundheitseinrichtungen werden so genannte hauseigene Lösungen, die vielfach aus einer Kombination verschiedener Substanzen bestehen, bereitgestellt. Darüber hinaus zeigt die folgende Tabelle, welche Substanzen sich für die verschiedenen Probleme im Mundbereich eignen:

Materialien, Lösungen und Medikamente zur Mundpflege		
Material/Lösung/ Medikament	Wirkung	Anwendung/Hinweise
Zahnbürste Wichtig: Nur Kunststoffborsten verwenden, Naturborsten sind aufgrund der bakteriellen Besiedelung sehr unhygienisch	Mechanische Reinigung und Durchblutungsförderung. Massage von Zunge und Zahnfleisch	Mindestens 2-mal täglich nach den Mahlzeiten. 3 Minuten lang oder bei Bedarf. Die Zahnbürste sollte alle 3 Monate erneuert werden. Härtegrad der Borsten beachten. Cave: Blutungen. Richtige Reinigungstechnik!
Zahnpasta Mit der Zahnbürste anwenden	Reinigung der Zähne, Plaqueentfernung, Kariesprophylaxe	s.o. und Herstellerangaben. Durch Mundspülen mit Wasser oder bei intubierten/tracheotomierten Patienten mit isotoner Kochsalzlösung. Zahnpastareste durch Absaugen und/oder Auswischen entfernen.
Mundwasser (nach den Gewohnheiten des Patienten)	Reinigung, Geschmacksverbesserung, teilw. Antiseptische Wirkung.	Nach Herstellerangaben verwenden.
Bepanthen® **Lösung** Lösung mit Panthenol und Vitamin B Komplex	Befeuchtung der Schleimhaut, heilungsfördernd bei Verletzungen und Entzündungen der Mundhöhle, zum Lösen von Borken.	Kann bis zu 5-mal täglich zu Spülungen oder zum Auswischen des Mundes verwendet werden, 1-mal pro Schicht Gefäß wechseln.
Bepanthensalbe ® s.o.	Heilsalbe, hauptsächlich zur Augen- und Nasenpflege. Hält die Lippen geschmeidig, löst Krusten.	Mehrmals täglich, besonders nach der Mundpflege, auf die Lippen auftragen.
Labello®-Stift	Fettstift, Hauptbestandteil Vaseline schützt die Lippen bei Kälte durch Abdecken; verhindert Wärmeaustausch. Austrocknung der Lippen wird verstärkt, da Vaseline der Haut Flüssigkeit entzieht.	Zur Mundpflege nicht geeignet, fördert Austrocknen.
Butter	Butter löst Borken und Krusten; schonend von Lippen und Zunge, pflegt gleichzeitig.	Bewusstseinsklaren Patienten Wirkung erklären und ein Stückchen Butter in die Wangentasche geben. Bei komatösen, sedierten, intubierten Patienten Lippen und Zunge bestreichen. Wichtig: Butterreste müssen mehrmals

		am Tag entfernt und erneuert werden. Nur kleine Butterstücke (20 g) verwenden und Rest nach einer Schicht verwerfen (Hygiene!).
Salviathymol® Lösung aus ätherischen Ölen und Alkohol	Bakterizid und entzündungshemmend	Die Lösung wird verdünnt zur Mundhygiene oder bei Erkrankungen der Mundschleimhaut angewendet. 20 Tropfen auf ein Glas lauwarmes Wasser zum Spülen (5 mal 2 Minuten) oder Auswischen des Kunds. Kann bei Rhagaden unverdünnt angewendet werden.
Kamillosan® Ätherisches Öl aus Kamillenblüten in Alkohol	Anwendung bei Entzündungen von Mund und Zahnfleisch. Ist entzündungshemmend, wirkt jedoch durch den Alkohol austrocknend.	Kamillosan® kann lokal unverdünnt aufgepinselt werden. Zu Spülungen und zum Auswischen des Mundes eine verdünnte Lösung (20 Tropfen auf ein Glas lauwarmes Wasser). Kamillosan® muss in dunklen Flaschen lichtgeschützt aufbewahrt werden. Lösung immer wieder frisch ansetzen
Wasserstoffperoxyd (H_2O_2) Oxydationsmittel, Desinfektions- und Bleichmittel	Durch die Abgabe von Sauerstoff entsteht Schaum und Wärme. Diese Reaktion führt auf der Mundschleimhaut zur Lösung von Belägen und Speiserückständen, ebenso an den Zähnen. Wasserstoffperoxyd hat sowohl eine granulationsfördernde als auch eine zellzerstörende Wirkung. Die erhöhte Sauerstoffkonzentration vermindert das Wachstum anaerober Bakterien.	Wasserstoffperoxyd darf nur **1%iger Lösung** verwendet werden. Der Mund muss anschließend unbedingt mit klarem Wasser, isotoner Kochsalzlösung oder Ringerlösung ausgespült werden, bis alle Rückstände wieder entfernt sind. Die Lösung eignet sich gut für Spülungen nach Operationen im Mund- und Kieferbereich. **Muss ärztlich verordnet werden.**
Isotone Kochsalzlösung Ringerlösung Na-reiches Mineralwasser	Diese Flüssigkeiten wirken speichelflussfördernd. Grundlagen für andere Lösungen der Mundpflege	Spülungen bei trockenem Mund werden als angenehm empfunden. Cave bei Patienten mit Flüssigrestriktion und Hypernatriämie.
Hexoral® Chlorhexetidinlösung	Präparate mit Äthanol, ätherischen Ölen und Desinfektionsmittel (Hexetidin). Wirkt entzündungshemmend und vermindert	Medikamente nur bei Indikation, Entzündungen und Infektionen benutzen. Dann unverdünnte, mehrmals tägliche Anwendung.

	die Keimzahl in Mund und Rachen. Die Mundschleimhaut wird ausgetrocknet und zerstört, ebenso die natürliche Flora	Mit einem Esslöffel Hexoral® 30 Sekunden gurgeln und spülen. Für die regelmäßige Mundpflege ungeeignet. **Muss vom Arzt verordnet werden.**
Glandosane® (künstlicher Speichel). Aromatisierte oder neutrale Lösung. Mischung aus Elektroltlösung, Sorbitol und evtl. Zitronen-Likör-Essenz	Vorübergehende Befeuchtung des Mundes, zur Geschmacksveränderung. Bildet feste Beläge nach mehrmaliger Anwendung.	Nur im Wechsel mit anderen Lösungen, z. B. Kamillentee, verwenden. Beläge regelmäßig entfernen. Keine Daueranwendung. **Ist kein Ersatz für Mundpflege!**
Lemon Sticks® Zitronen-Glycerin-Stäbchen	Geschmacksverbessernde Eigenschaft, regt Speichelfluss an.	Nur kurzfristig anwenden, wenn Patienten vorübergehend nichts trnken dürfen und ihren Mund noch nicht ausspülen können (n. Narkose). Lemon-Sticks® haben keine pflegenden Eigenschaften, sie trocknen aus (Durst). Können zu Schädigungen am Zahnschmelz führen.
Moronal-, Nystatin-Supension® Inhaltsstoff Nystatin (auch als Ampho-Moronal erhältlich = Nystatin + Amphotericin B)	Antimykoticum	Moronal-, Anwendung nur bei Pilzinfektion, vor Anwendung unbedingt an Rachenabstrich denken. Muss ärztlich verordnet werden!
An **Zitrone** riechen lassen bzw. wenig Zitronensaft in den Mund träufeln. **Kaugummi** oder **Brotrinde** kauen lassen. Massieren der Ohrenspeicheldrüse.	Anregen des Speichelflusses.	Ganz wichtig: Nach Zitronensaftanwendungen Mund wieder gründlich reinigen. Säure schädigt die Mundschleimhaut und den Zahnschmelz! Bei Verwendung von Kaugummi muss Patient klar, wach und ansprechbar sein.
Kamillentee	Entzündungshemmend, desinfizierend, befeuchtet die Mundschleimhaut. Außerdem schweißtreibend und krampflösend bei Magen- und Darmerkrankungen.	Regelmäßige Anwendung des Tees zur Mundpflege (Spülen oder Auswischen). Neuaufbau der Schleimhaut wird gefördert, Entzündungen klingen ab.

		Herstellung: 1 Essl. Kamillenblüten auf ein $1/4$ l kochendes Wasser. Wichtig: Nur 3 Minuten (!) ziehen lassen, nach 2 Minuten werden die ätherischen Öle, nach 4 Minuten die Gerbsäuren frei.
Salbeitee	Entzündungshemmend, desinfizierend. Auch krampflösend, sekretionshemmend, schweißreduzierend und gut bei Heiserkeit und Husten. Beruhigende Wirkung bei Magen- und Darmerkrankungen, Blähungen und Nachtschweiß.	Nur so lange anwenden, bis Mundschleimhaut wieder intakt ist. Salbei trocknet aus. Evtl. 2 mal täglich. Herstellung: 2 Teel. auf 250 ml kochendes Wasser. 8 Minuten ziehen lassen.
Pfefferminztee	Der Tee wirkt schwach antiseptisch, krampflösend	Als Anwendung zur Mundpflege zur Geschmacksveränderung mit anderen Lösungen oder Tees im Wechsel. Herstellung: 1 Essl. Blätter auf 500 ml Wasser, kalt ansetzen und dann zum Kochen bringen, 3 Minuten ziehen lassen, dann abschütten.

WICHTIG: Alle Tees mehrmals täglich neu kochen! Apothekenqualität verwenden, keine Aufgussbeutel.
(Durch Herstellungsverfahren sind die Wirkstoffe zerstört)

Nelkenöl	Antiseptisch, antibakteriell, anästhesierend	Anwendung bei Entzündungen im Mund- und Rachenraum. Pur auf die Stellen auftragen.
Myrrhe Ätherisches Öl	Adstringierend, schmerzlindernd, granulationsfördernd	Pur auf entzündete Stellen und Defekte im Mund auftragen.

(Vgl. Pflegen ambulant 1/00)

Welche Nebenwirkungen zeigen sich bei Schleimhautschädigungen im Bauch- und Beckenbereich?

Die negativen Auswirkungen von Strahlen in diesem Bereich führen zum einen zu Schädigungen der Darmschleimhaut. Hierbei können sich durchfallartige Probleme zeigen. Manche Patienten klagen auch über krampfartige oder schmerzhafte Symptome.
Ist hingegen eher die Blasenschleimhaut betroffen, so können sich Anzeichen einer Harnblasenentzündung zeigen, die sich in Schmerzen beim Wasserlassen, evtl. Blutbeimengungen zum Urin, dem häufigen und starken Drang zum Wasserlassen oder auch in der Unfähigkeit, den Urin willentlich zu halten, zeigen können.
(Hinweise zu lindernden Maßnahmen finden sich auf S. 42 ff.)

Warum kommt es bei der Strahlenbehandlung der Bauchorgane zu Bauchbeschwerden?

Wenn ein Bauch-Tumor bestrahlt wird, besteht die Gefahr, dass empfindliche Organe in Mitleidenschaft gezogen werden. Die empfindliche Schleimhaut des Darms reagiert möglicherweise auf die Strahlen. Es kann zu Bauchschmerzen, Nahrungsmittelunverträglichkeit, Blähungen, Durchfall oder Verstopfung kommen.

Wie sollte sich der Betroffene bei strahlentherapiebedingten Bauchbeschwerden verhalten?

Empfehlenswert ist eine Schonkost, bei der auf blähende und scharf gewürzte Speisen, Nikotin, Kaffee und Alkohol verzichtet wird. Die Flüssigkeitszufuhr sollte auf zwei bis drei Liter erhöht werden, Ballaststoffe sollten nur eingeschränkt auf den Speiseplan kommen.

Wie lässt sich eine Schleimhautschädigung im Bauchbereich vermeiden?

Gegen derartige Probleme kann man nahezu keine prophylaktischen Maßnahmen durchführen. Empfehlenswert, im Sinne einer allgemeinen Schonung des Darms ist: die Vermeidung scharfer Gewürze, saurer und blähender Speisen, Alkohol, Nikotin und Kaffee. Manchmal wird auch eine ballaststoffreiche Koste nicht vertragen.

Wie lässt sich eine Schleimhautschädigung im Bereich der Blase vermeiden?

Hier können lediglich allgemeine Schleimhaut schonende und entzündungsvermeidende Maßnahmen eingesetzt werden. Der Betroffene sollte möglichst viel trinken, sich der Jahreszeit entsprechend angemessen kleiden und warm halten, ggf. den Urin ansäuern. Wenn gleichzeitig eine allgemeine Infektionsneigung besteht, empfiehlt es sich, dreimal täglich eine Tasse Goldrutentee zu trinken.

Welche Nebenwirkungen können sich im Bereich der weiblichen Geschlechtsorgane zeigen?

Bei Frauen kann es zur Veränderung der Scheidenschleimhaut kommen. Die Ursache dafür ist eine entzündliche Reaktion, bei der sich folgende Symptome zeigen können: Rötung, Schwellung der Schamlippen sowie der Vaginalschleimhaut, brennende oder juckende Gefühle sowie Schmerzen beim Geschlechtsverkehr.

Welche lindernden Maßnahmen können bei Schleimhautschäden im Vaginalbereich eingesetzt werden?

Wenn Schmerzen beim Geschlechtsverkehr bestehen, können einerseits Gleitmittel eingesetzt werden, andererseits möglicherweise Östrogencremes beim Aufbau normaler Schleimhaut helfen.

Wenn eine veränderte Scheidenflora entstanden ist (z. B. bei Antibiotikatherapie) können Vaginalzäpfchen mit Döderleinkulturen (Bakterien der gesunden Scheidenflora) zur Regeneration einer gesunden Flora eingesetzt werden. Bei jüngeren Frauen können auch Tampons, die in Biojoghurt (mit lebenden Kulturen) eingetaucht wurden, benutzt werden. Besteht jedoch gleichzeitig eine Immunabwehrschwäche, muss hierzu der behandelnde Arzt gefragt werden.

Können die Strahlen auch in tieferen Gewebeschichten zu Reaktionen führen?
Da die Strahlen möglicherweise erst durch einige Körperschichten dringen müssen, ehe sie an einem tiefergelegenen Tumor wirken, können auch alle darüber gelegenen Schichten geschädigt werden. Moderne strahlentherapeutische Verfahren mögen zwar die Wahrscheinlichkeit einer gravierenden Schädigung reduzieren, gänzlich ausschließen lässt sich die Gefahr jedoch nicht.

6.4 Hormontherapie

Wie wirkt eine Hormontherapie?
Eine Hormontherapie beinhaltet die Gabe von Hormonen, die das Wachstum eines vorhandenen Tumors hemmen oder die Entfernung von hormonproduzierenden Organen oder die Senkung der Sensibilität auf die körpereigenen Hormone.

Wie wirken Hormone?
Hormone sind so genannte Wirk- oder Botenstoffe, die ähnlich wie ein chemischer Katalysator bestimmte chemische Vorgänge beschleunigen, verlangsamen oder überhaupt erst möglich machen. So können bestimmte körpereigene Hormone die Tumorzelle zum Wachstum anregen, andere Hormone hingegen das Wachstum bremsen.

6.4.1 Nebenwirkungen der Hormontherapie

Welche Nebenwirkungen verursacht die Hormontherapie?
Vielfach zeigen sich die typischen Nebenwirkungen, wie sie aus den Wechseljahren der Frau bekannt sind: Schlafstörungen, Schweißausbrüche und Kopfschmerzen, ggf. auch eine Gewichtszunahme.

Warum bekommt nicht jeder Patient eine Hormonbehandlung?
Ehe die Entscheidung für eine Hormontherapie getroffen wird, sind bestimmte Fragen zu beantworten. So ist einerseits die Frage nach den so genannten Hormonrezeptoren in den Zellen zu klären. Sind diese vorhanden, so ist die Wahrscheinlichkeit, dass der Tumor durch Hormonwirkung beeinflusst werden kann, relativ groß. Vor allem Brust-, Gebärmutter- (Östrogen) und Prostatakrebs (Testosteron) werden durch körpereigene Hormone beeinflusst.

Was ist das Ziel einer Hormonbehandlung?
Da einige Tumore unter Hormoneinfluss in ihrem Wachstum angeregt werden, wird durch die Hormonbehandlung eine Gegensteuerung angestrebt. In allen Fällen soll die Hormontherapie den Tumor in seinem Wachstum hemmen.

Kann eine Hormonbehandlung den Krebs heilen?
Nein. Eine Hormonbehandlung allein kann den Krebs nicht heilen. Sie kann aber als zusätzliche Therapieform die Gefahr eines Rückfalls mindern und die Heilungschancen erhöhen. Leider kommt es auch vor, dass der Tumor nach einer gewissen Zeit nicht mehr auf die Hormone reagiert. Er wird »hormontaub«. Dann muss ggf. mit anderen Therapien weiterbehandelt werden.

Darf eine an einem Tumor erkrankte Frau in jedem Fall die »Pille« zur Schwangerschaftsverhütung nehmen?
Die als »Pille« bezeichnete medikamentöse Möglichkeit zur Schwangerschaftsverhütung ist ein Hormonpräparat, das bei einigen Tumoren eine wachstumsfördernde Wirkung haben kann. Deshalb muss der Arzt über die Einnahme des Medikamentes informiert werden bzw. Alternativen erörtert werden.

Gibt es auch pflanzliche Präparate, die entstandene Wechseljahrsbeschwerden lindern oder abschwächen?
Zur Zeit wird die Wirkung von Johanniskraut gegen die in den Wechseljahren auftretenden depressiven Beschwerden sowie gegen Schlaflosigkeit getestet. Außerdem wird ein pflanzliches Präparat mit dem Handelsnamen Cimcifuga® zur Linderung dieser Beschwerden empfohlen.

6.5 Knochenmarktransplantation (KMT)

Was ist eine Knochenmarktransplantation?
Bei einer Knochenmarktransplantation wird dem Betroffenen Knochenmark übertragen. Dabei kann es sich um Knochenmark handeln, das dem Betroffenen zuvor selbst oder aber einem anderen Menschen entnommen wurde.

Wie wird ein geeigneter Spender gefunden?
Im Normalfall wird zuerst nach einem Spender in der Familie gesucht. Alle zur Verfügung stehenden Personen müssen sich hierzu einer Blutprobe unterziehen, die dann mit der des Patienten verglichen wird. Findet sich in dieser Gruppe kein adäquater Spender, so wird der Kreis auf Angehörige des nächsten Verwandtschaftsgrades ausgedehnt. Bietet sich hier ebenfalls kein geeigneter Spender, so besteht die Möglichkeit, in den allgemeinen Knochenmarkspenderkarteien zu forschen.

Die Suche nach einem geeigneten Spender gestaltet sich oft schwierig. Es gibt in Deutschland mehrere Spenderzentralen, die im Zentralen Knochenmarkspender-Register Deutschland GmbH (ZKRD) in Ulm zusammengefasst sind.

Welche verschiedenen Möglichkeiten der Knochenmarktransplantation gibt es?

Die generelle Bedingung für eine Knochenmarkübertragung ist das Vorhandensein geeigneten Marks. Ähnlich wie bei einer Bluttransfusion oder einer anderen Organtransplantation muss das Knochenmark des Empfängers und des Spenders übereinstimmen. Dabei ist nicht die Blutgruppe wichtig, sondern die Übereinstimmung der Gewebemerkmale.

Die beste Möglichkeit ist die Übertragung eigenen Knochenmarks, das zuvor entnommen wurde. Auch die Spende durch einen eineiigen Zwilling erfüllt diese gute Voraussetzung, weil bei eineiigen Zwillingen identisches Knochenmark vorhanden ist. Schon bei Geschwistern oder bei den Eltern liegen dagegen vielfach Abweichungen vor, die die Suche nach einem geeigneten Spender oft problematisch werden lassen.

Die Übertragung eigenen Knochenmarks bezeichnet man als **autologe Transplantation.**

Erhält der Betroffene Knochenmark von einem anderen Menschen, so spricht man von einer **allogenen Transplantation.**

Darüber hinaus gibt es die Möglichkeit der **Stammzelltransplantation.** Hierbei erhält der Betroffene nur die Ursprungs-Stammzellen der Blutkörperchen, die sich dann im Knochenmark ansiedeln und nach ihrem Muster neue Zellen bilden.

Ist die Übertragung eigenen Knochenmarks immer möglich?

In bestimmten Fällen, in denen das Knochenmark tumorös erkrankt ist (bei Leukämie), wird die Möglichkeit der Übertragung eigenen Knochenmarks noch kontrovers diskutiert, da hierbei nach erfolgter Behandlung erneut Leukämiezellen übertragen werden können. Heute gibt es jedoch Verfahren, um diese Gefahr zu minimieren.

Wie wird das Knochenmark gewonnen?

Das Knochenmark wird im Rahmen einer Punktion aus dem Beckenknochen gewonnen. Die Punktion wird in Vollnarkose durchgeführt.

Eine neuere ambulant durchführbare Methode der Stammzellgewinnung ist die Separation aus dem Blutkreislauf. Dabei werden Blutstammzellen des Spenders nach Mobilisierung durch ein Stammzell-Hormon (G-CSF) in einem Zellseparator gesammelt. Dieser Vorgang ähnelt einer Blutplättchen-Spende. Er dauert etwa vier Stunden und wird an zwei bis drei Tagen durchgeführt.

Wie wird das Knochenmark verabreicht?
Gut ein Woche vor der Knochenmarkspende wird der Betroffene mit einer Chemotherapie behandelt. Dadurch wird das kranke Knochenmark vollständig zerstört. Nach dieser aggressiven Therapie wird das Spender-Knochenmark wie eine Bluttransfusion über die Vene verabreicht.

Wie wirkt das verabreichte Knochenmark?
Die Stammzellen, die im verabreichten Knochenmark enthalten sind, »wandern« zum Knochenmark und siedeln sich dort an. Nach dem »Anwachsen« der neuen Blutbildungsstätten, findet dann die Wiederaufnahme der Bildung von Leukozyten (weißen Blutkörperchen), Erythrozyten (rote Blutkörperchen) und Thrombozyten (Blutplättchen) statt.

Wie lange dauert es, bis sich nach der Transplantation neue Blutkörperchen im Knochenmark gebildet haben?
Nach einer Stammzelltransplantation werden schon nach ca. sieben bis zehn Tagen neue Blutkörperchen gebildet. Nach einer Knochenmarktransplantation dauert dies etwas länger.

Bei welchen Erkrankungen wird eine Knochenmarktransplantation (KMT) durchgeführt?
Diese Frage lässt sich nicht so einfach beantworten. Prinzipiell wird die Möglichkeit einer KMT erwogen, wenn bei einer Krebserkrankung dank einer hochdosierten Chemotherapie eine relativ große Chance der Heilung besteht, die Medikamente aber das Knochenmark so schädigen, dass der Betroffene in Lebensgefahr gerät. Die KMT würde in der Phase der größtmöglichen Schädigung des eigenen Knochenmarks vorgenommen, sodass das gespendete Mark hier lebensrettend wirkt.

Wann wird die Möglichkeit der Knochenmarktransplantation eingeschränkt?
Insbesondere die Verabreichung des eigenen, vor der Chemotherapie entnommenen Knochenmarks ist zu überdenken, wenn der Betroffene an einer Leukämie erkrankt ist. In diesem Fall besteht die Gefahr, dass leukämisch veränderte Zellen zurück transfundiert (übertragen) werden und sich nach deren Muster neue Leukämiezellen bilden. Hier würde das Wiederauftreten der Leukämie durch das transfundierte Knochenmark eine Gefahr darstellen.
Auch ein hohes Alter des Kranken, zusätzliche Erkrankungen oder die mangelnde Bereitschaft, bestimmte Maßnahmen nach der Transplantation konsequent und eigenverantwortlich durchzuführen, kann als Kontraindikation gesehen werden.

Warum wird der Betroffene nach einer Knochenmarkstransplantation in einer so genannten Isolation (auch Life-Island) untergebracht?
In der Phase der Knochenmarkdepression, also dann, wenn die körpereigenen Blutzellen auf ein Minimum reduziert oder sogar gänzlich zerstört wurden, ist der Patient in mehrerlei Hinsicht in seinem Leben bedroht. Durch die Störung der Immunabwehr können alle Infektionen ein lebensbedrohliches Ausmaß annehmen; durch herabgesetzte Blutplättchenzahlen können gefährliche Blutungen entstehen. Die Isolierung dient also vor allem dem Schutz des Erkrankten. Sie wird auch als Umkehrisolation bezeichnet, weil hier nicht die Umgebung vor der Kranken geschützt wird, sondern der Kranke vor der Umgebung.

Wie lange muss der Betroffene in der Isolierung bleiben?
Hier setzen unterschiedliche Kliniken verschiedene Standards. Da die Infektionsgefahr unter 1.000 Leukozyten/mm^3 Blut eine wirkliche Gefahr bedeutet, wird dieser Wert häufig als Grenzschwelle bezeichnet. Haben sich bereits 1.000 Leukozyten/mm^3 Blut gebildet, darf der Patient ggf. die Isolation verlassen.

Was ist so belastend an einer Knochenmarktransplantation?
Allein das Wissen, dass die Behandlung des eigenen Knochenmarks bis hin zur vollständigen Zerstörung eine Lebensgefahr bedeutet, stellt eine enorme Belastung dar. Zudem wird der Kranke schon im Vorfeld einer aggressiven Chemotherapie unterzogen, um die KMT überhaupt möglich machen zu können. Hinzu kommt, dass sich als Folge der Transplantation erhebliche Nebenwirkungen und Komplikationen zeigen können. So kann es sein, dass das Transplantat nicht anwächst. Es kann auch vorkommen, dass das Transplantat den fremden Körper bekämpft, sich also gegen seinen »Wirt« wendet (Transplantat-gegen-Wirt-Erkrankung = graft vs host disease, GvHD). Diese Reaktionen lassen sich vielfach aber medikamentös bekämpfen. Hinzu kommen Medikamente zur prophylaktischen (vorbeugenden) Bekämpfung von Pilzinfektionen und bakteriellen Infekten. Auch psychisch ist eine KMT ein schwerer Einschnitt für den Betroffenen. Erhält er notwendige Bluttransfusionen, so entsteht evtl. das Gefühl, abhängig vom »Lebenssaft« anderer zu sein und seinem eigenen Körper kein Vertrauen mehr schenken zu können.
Hinzu kommt die Einsamkeit. Selbst, wenn es dem Patienten schlecht geht, muss er in der Isolierung bestimmte Maßnahmen selbstständig durchführen. Er kann nicht wie in anderen Pflegesituationen darauf vertrauen, dass Pflegekräfte oder Angehörige diese Pflegemaßnahmen für ihn durchführen. Was er nicht selbstständig macht, wird überhaupt nicht gemacht. Ist er z. B. durch die große Schwäche nicht in der Lage, sich zu waschen, so wird niemand anderer kommen können, um das zu tun.
Zu alldem kommt noch die enorme Belastung, die durch die Isolierung entsteht. Kein anderer Mensch darf in die unmittelbare Nähe des Kranken, ein Körper-

kontakt ist nicht möglich. Dabei ist gerade in dieser Situation der Wunsch nach Zärtlichkeit, nach menschlicher Nähe und Zuwendung sehr groß.

Was muss der Patient nach einer KMT beachten?
Es kann rund ein Jahr dauern, bis das körpereigene Abwehrsystem wieder völlig intakt ist. In den ersten drei Monaten nach der Übertragung ist der Patient besonders anfällig für Infektionen. Außerdem muss er alle Grundimpfungen (z. B. Tetanus, Polio, Pocken, etc.) nachholen.
Um das Infektionsrisiko zu mindern, sollte der Patient in dieser Zeit einige Verhaltensregeln beachten:

* Keine direkte Sonnenbestrahlung.
* Keinen direkten Kontakt mit Tieren, Pflanzen und Pflanzenerde.
* Größere Menschenansammlungen meiden.
* Gründliche Körperhygiene beachten.
* Beim Essen auf äußerste Hygiene achten (nur frisch zubereitete Speisen essen; geöffnete Packungen etc. möglichst rasch verbrauchen, keine Speisen von Kiosken, Eisdielen etc. essen, da Salmonellengefahr besteht).
* Viel trinken, da dadurch Schadstoffe aus dem Körper ausgeschwemmt werden.

6.6 Psychologische und Psychotherapeutische Verfahren

Welche Theorien liegen den psychologischen und psychotherapeutischen Verfahren zu Grunde?
Ausgehend von der Annahme, dass Körper und Psyche in einer wechselseitigen Beziehung stehen, scheint die alleinige Behandlung des Körpers nicht sinnvoll. Die Psychologie geht davon aus, dass psychische Defizite oder lang andauernde Probleme einen Einfluss auf die Tumorentstehung haben können. Wenn dies der Fall ist, so ist es sinnvoll, im Rahmen einer Tumorbehandlung auch die Psyche in das Behandlungskonzept zu integrieren, d. h. den Menschen in seiner Ganzheit zu betrachten und ihn entsprechend dieser Sichtweise auch zu behandeln.

Was gehört zu den psychotherapeutischen Methoden?
Die Psychotherapie hat verschiedene Verfahren mit unterschiedlichen Ansätzen. Die **Psychoanalyse** sucht in der Biografie des Betroffen nach verursachenden Faktoren. Sie geht davon aus, dass lange unterdrückte Triebe zu einem bestimmten Abwehrverhalten geführt haben und dieses sich letztlich in der Entstehung von Krebs geäußert hat. In der Psychoanalyse wird versucht, die verursachenden Faktoren zu finden, zu klären und so quasi »außer Gefecht zu setzen«.

Die **Verhaltenstherapie** geht von einem unterdrückten Trieb- und Bedürfniserfüllungsverhalten aus und interpretiert die Tumorentstehung als deren Resultat. Sie versucht, das Verhalten des Betroffen zu verändern. Die Verhaltenstherapie zielt

darauf, dass der Betroffene mit seiner Erkrankung leben lernt, seine Bedürfnisse gegenüber seiner Umwelt einfordern kann und bestimmte Verhaltensformen vermeidet (z. B. Rauchen).
Die Verhaltenstherapie dient damit z. B. auch der Prophylaxe eines Rezidivs (Rückfall), indem der Betroffene Verhaltensweisen, die ursprünglich zum Tumor geführt haben, ändert und damit eine aktive Prophylaxe betreibt.

Bei der **Gesprächstherapie** bietet der Psychologe sich dem Patienten als eine Art Begleiter an. Er will den Betroffenen auf dessen eigenem Problemlösungsweg begleiten. Er gibt dem Kranken keine Ratschläge, konfrontiert ihn nicht mit vorgefertigten Lösungen, sondern hilft ihm, im Gespräch seine eigene Erkenntnis und seinen eigenen Weg zu finden. In der psychologischen Gesprächstherapie wird der Betroffene mit seinem Verhalten und seinen Ansichtsweisen konfrontiert (z. B. durch die »Spiegeltechnik« oder durch die nicht-direktive Gesprächsführung) und lernt dabei, die Hintergründe seiner Empfindungen, Gedanken und Reaktionen zu verstehen.

Die Visualisierungs- und Suggestionstherapie geht davon aus, dass die körpereigene Immunabwehr durch Eigensuggestion gestärkt werden kann. Die Betroffenen lernen durch Visualisierung (bildhafte Vorstellungen zur Krebsentstehung, zum Aussehen und Verhalten der Krebsgeschwulst und zu den körpereigenen Möglichkeiten, den Krebs zu bekämpfen), sich aktiv mit der Krankheit auseinander zu setzen und den Körper in der Linderung von Beschwerden bzw. in der Selbstheilung zu unterstützen. Die Visualisierung nach Simonton (siehe Literaturverzeichnis) ist die bekannteste Methode dieser Art.

Autogenes Training, Entspannung nach Jakobsen und andere Entspannungsverfahren sollen dem Patienten helfen, besser mit seiner Erkrankung leben zu können und ggf. die Therapie besser zu verkraften.

Warum sind ergänzende Angebote wie Kunsttherapie, Ergotherapie oder Entspannungsübungen sinnvoll?
Gerade Krebspatienten fällt es immer wieder schwer, über ihre Krankheit nachzudenken. Das belastende Wissen wird dann ins Unterbewusstsein »verdrängt«. Es kann schließlich sogar zu somatischen Beschwerden wie z. B. Kopf- und Rückenschmerzen oder Schlafstörungen führen. Im Rahmen der ergänzenden Angebote wie Kunst-, Ergotherapie oder Entspannungsübungen kann der Betroffene sich auf positivem Weg mit seinen Gedanken zur Krankheit, zur Behandlung und zu seinem Leben beschäftigen und nicht selten gelingt es über kreative Maßnahmen, sogar eigene Lösungsansätze zu erkennen.

6.7 Alternative Therapieverfahren

Was bedeutet der Begriff »Alternative Krebstherapie«?
Zunächst sind »alternative« Verfahren jene, bei denen der wissenschaftliche Beweis noch aussteht. Doch der Begriff hat auch eine bestimmte Philosophie. Häufig werden die alternativen Therapien auch als »sanfte oder natürliche Methoden« bezeichnet. Dies ist nicht in jedem Fall stimmig. Wie bei allen anderen Medikamenten werden Auftreten, Schweregrad und Dauer einer möglichen Nebenwirkung auch bei »Alternativmedikamenten« durch Dosis und Dauer der Therapie bestimmt. So kann der Betroffene von einer »alternativen Therapie« auch Beschwerden bekommen und empfindet diese nicht mehr unbedingt als sanft. Außerdem sind nicht alle Stoffe natürlich, sondern zum Teil synthetisch hergestellt.

Was macht die »alternativen« Verfahren so attraktiv für viele Patienten?
Viele Menschen möchten selbstständig und eigenverantwortlich ihren eigenen Beitrag zur Heilung oder zur Linderung ihrer Beschwerden leisten. Abgeschreckt durch die gravierenden Nebenwirkungen der zahlreichen Medikamente oder der Strahlen suchen sie nach »sanften« Methoden oder aber auch nach zusätzlichen Möglichkeiten, wenn die Schulmedizin nicht weiter weiß.

Sind alternative Verfahren nun gut oder schlecht?
Es gibt keine endgültige und richtige Antwort darauf. Es gibt durchaus alternative Verfahren, die einen Nutzen haben, so beispielsweise Therapien mit Pflanzen. Andererseits gibt es auch unseriöse Verfahren, die schlimmstenfalls lebensbedrohlich sein können und es ist im Einzelfall nur schwer zu entscheiden, ob eine alternative Therapie hilft oder nicht. Oft bleiben die alternativen Verfahren den wissenschaftlichen Nachweis schuldig. Deshalb sollte jeder Betroffene, der sich einer alternativen Therapie unterziehen möchte, mit seinem Arzt darüber reden.
Gerade wenn keine anerkannte Therapie mit einer großen Heilungswahrscheinlichkeit mehr zur Verfügung steht, kann ein alternatives Verfahren durchaus Sinn machen. Bereits der griechische Arzt Hippokrates sagte: »Wer heilt, hat Recht«. Die Einstellung eines Patienten zur gewählten Therapie und der damit verbundene suggestive Effekt ist für die Wirksamkeit einer Behandlung oder Linderung von Bedeutung.

Was ist die Gefahr der so genannten alternativen Verfahren?
Eine Gefahr bei so genannten alternativen Verfahren besteht darin, dass der Patient glaubt, sich gegen die Schulmedizin entscheiden zu müssen. Möglicherweise lehnt er dann eine erfolgversprechende Behandlung ab, um sich einer alternativen Therapie zu unterziehen.
Eine zweite Gefahr besteht im hohen Kostenaufwand. Nicht selten nutzen unseriöse Geschäftemacher die Notlage des Krebspatienten aus. Oft wird bei unwirk-

samen Methoden vorgegaukelt, dass diese nur durch »Spezialisten« und unter hohem finanziellen Aufwand durchzuführen sind.

Was gehört z. B. zu den gefährlichen alternativen Verfahren?
Zu den eindeutig gefährlichen »alternativen« Verfahren gehören Krebsdiäten, die eine einseitige Ernährung verlangen, wie z. B. den alleinigen Verzehr von grünen Äpfeln oder roter Beete. Auch Maßnahmen wie Handauflegen, telefonisch durchgeführte »Behandlungen« durch Wunderheiler und ähnlich spektakuläre Methoden sind unseriös und schlimmstenfalls lebensbedrohend.
Wer Informationen über geeignete alternative Verfahren sucht, kann sich an die Krankenkassen sowie die Patienteninformationsdienste wenden.

Gibt es neue erfolgversprechende Verfahren?
In vielen Bereichen wird die Wirkung bestimmter Maßnahmen auf das Wachstum des Tumors erforscht. Zur Zeit befinden sich die meisten dieser Verfahren noch in der Erprobungsstufe.
Die Behandlung mit tumorspezifischen Antigenen, die Therapie mit Wachstumsfaktoren und körpereigenen Immunstoffen, die photodynamische Therapie und auch psychologische Verfahren seien hier beispielhaft genannt.

7. Schmerzen und Möglichkeiten der Hilfe

7.1 Schmerzursachen

Wodurch werden Schmerzen verursacht?
Es gibt unterschiedliche Ursachen für die Entstehung von Schmerzen. Bei den akuten Schmerzen (weniger als 6 Monate andauernd, meist auf Grund eines plötzlichen Ereignisses auftretend) besteht vielfach eine Irritation oder eine Verletzung von Nerven. Der Schmerz hat hier eine Warnfunktion. Bei chronischen Schmerzen (länger als 6 Monate andauernd) haben die Schmerzen ihre Warnfunktion verloren und sind häufig Ausdruck einer chronischen Störung.

Welche Schmerzursachen können bei Tumorpatienten vorliegen?
Im Rahmen einer Tumorkrankheit oder auch bei einer Chemotherapie können Schmerzen am ganzen Körper als allgemeines Symptom auftreten. Lokale (auf eine Stelle begrenzte) Schmerzen können verursacht werden, wenn der Tumor in Nerven einwächst; wenn er auf andere nervenreiche Gebiete drückt; wenn er bestimmte Stoffe ausscheidet, die nervenreizende Funktion haben; wenn Tumore im Gehirn oder in der Wirbelsäule wachsen. Lokale Schmerzen können auch als Ausdruck einer Entzündung oder von Muskelverspannungen (z. B. durch Angst) auftreten. Sie können auch Ausdruck einer psychischen Überforderung sein. Ehe eine genaue Aussage zu vorhandenen Schmerzursachen getroffen werden kann, bedarf es der diagnostischen Abklärung (Untersuchung).
Einige Menschen klagen während einer Chemotherapie über einen diffusen Schmerz, der den gesamten Körper betrifft. Selbst jede Haarwurzel schmerzt, die Haut ist kaum zu berühren. Diese Schmerzsymptomatik kommt durch Einwirkung der Zytostatika auf die feinen Nervenendplatten zustande.

7.2 Möglichkeiten zur Feststellung von Schmerzen

Welche Möglichkeiten gibt es, Schmerzen festzustellen und sie hinsichtlich Ursprung, Ort und Ausmaß einzugrenzen?
Da Schmerzen oftmals als Folge einer Vielzahl zusammenwirkender Faktoren entstehen, ist die Erklärung und Feststellung der Ursache nicht immer einfach. Durch Befragung des Betroffenen, durch Untersuchung durch den Arzt, durch Beobachtung und Befragung durch Pflegende und durch Schilderungen des Betroffenen gelingt es jedoch vielfach, das Bild zu verdeutlichen. Auch lassen sich so genannte Schmerzanalysebögen einsetzen (s. Anhang).

Sind Schmerzen immer ernst zu nehmen oder kann man davon ausgehen, dass ein Betroffener, der erst vor kurzem ein Schmerzmittel erhielt, eigentlich keine Schmerzen haben kann?
Jeder geschilderte Schmerzzustand ist ernst zu nehmen. Nur der Betroffene selbst kann wirklich präzise über seinen Schmerzzustand Aussagen machen.

7.3 Behandlung von Schmerzen

Was ist zu tun, wenn ein Patient Schmerzen hat oder die Schmerzen trotz Therapie weiterhin bestehen bleiben?
In jedem Fall ist der Arzt zu informieren. Schmerzen müssen nicht hingenommen werden. Sie beeinträchtigen die Lebensqualität des Betroffenen und müssen in jedem Fall behandelt werden.

Warum werden bei Krebspatienten die Schmerzmedikamente immer nach einem festen Zeitplan verordnet und warum sollten sie auch in diesem Rhythmus eingenommen werden?
Bei Krebskranken wird der Schmerz zunächst immer wiederkehren, wenn die Medikamente in ihrer Wirkung nachlassen. Daher ist es nicht sinnvoll, wenn mit der nächsten Medikamenteneinnahme zu lange gewartet wird. Ist der Schmerzzustand erst wieder erreicht oder wartet der Betroffene gar so lange, bis er es kaum noch aushalten kann, wird eine viel höhere Medikamentendosis benötigt, als bei einer kontinuierlichen Verabreichung von schmerzstillenden Substanzen. Daher werden die Medikamente in einem festgesetzten Rhythmus gegeben.

Sollte man für eine nächtliche Medikamenteneinnahme den Wecker stellen?
Natürlich ist eine ungestörte Nachtruhe wichtig. Dennoch ist es Qual, mit oder gar von Schmerzen geweckt in den Tag starten zu müssen. Nun benötigt der Betroffene erst einmal eine entsprechende Medikamentengabe, ehe er den Tag beginnen kann.
Dies ist nicht der Fall, wenn auch die nächtlichen Verabreichungen eingehalten werden. Viele Patienten sagen, dass sie nachts nur kurz das Medikament einnehmen, dann aber sofort wieder einschlafen können. Sie wachen ausgeschlafen und schmerzfrei (oder möglichst schmerzarm) am anderen Tag auf und können die bestehende Lebensqualität erhalten.

Welche Möglichkeiten gibt es zur Verabreichung von Schmerzmedikamenten?
Medikamente lassen sich oral (über den Mund als Tabletten), rektal (über den Enddarm als Zäpfchen), per Injektion (als Spritze über die Vene), als Infusion (als Dauertropf über die Vene), über eine Schmerzpumpe (einen tragbaren Medikamentenspender) oder als Pflaster verabreichen. Bei allen Verfahren wirkt der medikamentöse Stoff schließlich im ganzen Körper, da er mit dem Blutstrom zu jeder Zelle transportiert wird. Diese, den ganzen Köper versorgende Therapie wird als systemische Therapie bezeichnet.
Bei einigen speziellen Verfahren werden im Gegensatz dazu Medikamente nur an den Schmerzort, bzw. in seine Umgebung gespritzt. Hier spricht man von einer lokalen oder regionalen Schmerztherapie.

Welcher Verabreichungsweg ist der Beste?
Diese Frage lässt sich nicht mit einer eindeutigen Zuweisung zu einem bestimmten Verfahren belegen. Prinzipiell sollte immer der einfachste Weg gewählt werden. Verträgt der Patient Tabletten und liegt die Arzneisubstanz in dieser Form vor, ist der Einnahmeweg über den Mund die ideale Lösung. So kann der Patient das Medikament überall und unkompliziert einnehmen. Zudem ist dies häufig die preiswerteste Lösung.

Muss man generell auf Tabletten verzichten, wenn diese nicht geschluckt werden können?
Tabletten, die keinen magenresistenten Überzug haben, können in einem Mörser zerkleinert werden. Das dann vorliegende Pulver kann in Speisen oder in ein Getränk hineingerührt werden. bei Kapseln sollte der Arzt befragt oder der Beipackzettel gelesen werden. Nicht alle Kapseln dürfen geöffnet und der Inhalt ohne Umhüllung eingenommen werden.

Warum müssen einige Tabletten unter die Zunge gelegt werden?
Bei diesen Tabletten handelt es sich um ein so genanntes Sublingual-Medikament. Unter der Zunge lösen sich die Stoffe schnell auf und werden dort gut direkt resorbiert, d. h. ins Blut aufgenommen.

Wann und bei wem werden Injektionen mit Schmerzmitteln verabreicht?
Injektionen werden immer dann verabreicht, wenn eine sehr schnelle Wirkung erzielt werden soll und wenn keine orale (über den Mund) Aufnahme möglich ist. Diese Form ist jedoch dank der modernen Möglichkeiten weitgehend überflüssig geworden. Injektionen haben keine langfristige Wirkung, machen den Betroffenen abhängig von der Verabreichung durch einen Arzt oder Pflegeperson und sind nicht selten schmerzhaft.

Wann werden Infusionen mit Schmerzmitteln benötigt?
Immer dann, wenn eine dauerhafte Verabreichung von Schmerzmitteln erforderlich ist und der Patient keine Medikamente einnehmen kann (z. B. bei Schluckstörungen) ist zu prüfen, ob eine Infusion erforderlich ist. Aber auch diese Verabreichungsart wird heute immer seltener eingesetzt.

Wann werden Zäpfchen zur Schmerztherapie eingesetzt?
Zäpfchen mit schmerzstillenden Inhaltsstoffen werden eingesetzt, wenn der Betroffene keine Medikamente oral aufnehmen kann, die Resorption aber über den Darm möglich ist und das Medikament in Zäpfchenform vorliegt. Nicht alle Stoffe eigenen sich für eine Zufuhr über den Darm.

Was sind Schmerzpflaster und wann werden sie eingesetzt?
Schmerzpflaster beinhalten einen schmerzstillenden Wirkstoff, der über die Haut aufgenommen und dann ans Blut abgegeben wird. Der Wirkstoff hat meistens eine Depotwirkung, d. h. der Pflasterwechsel ist nur alle zwei bis drei Tage erforderlich.

Wie oft muss ein Schmerzpflaster gewechselt werden?
Die Häufigkeit des Wechselns ist von verschiedenen Faktoren abhängig. So bestimmen die gewünschte Dosis, die Art des Präparats, der Feuchtigkeitszustand der Haut (beim starken Schwitzen kann sich das Pflaster eher lösen) die Häufigkeit des Pflasterwechsels.

Wann eignen sich Schmerzpflaster nicht?
Menschen, die stark schwitzen oder ein starkes Übergewicht haben, werden über ein Schmerzpflaster möglicherweise nicht befriedigend zu behandeln sein. So löst sich das Pflaster beispielsweise durch das Schwitzen zu schnell von der Haut.

Warum werden die meisten Schmerzmedikamente heute als Tabletten oder Tropfen gegeben?
Diese Verabreichungsform hat gleich mehrere positive Gründe. Zum einen ist es für den Patienten die sinnvollste Methode: Er kann sich die Wirkstoffe selbstständig zuführen und ist nicht auf die Hilfe von anderen angewiesen. Die Zufuhr ist schmerzfrei und der Patient kann die Medikamente überall mit hinnehmen. Dadurch ist er weitgehend unabhängig. Darüber hinaus ist dies die kostengünstigste Variante der Schmerztherapie.

Warum werden häufig verschiedene Medikamente miteinander kombiniert?
Jedes Medikament hat sein ureigenes Wirkungs- und Nebenwirkungsspektrum. Verschiedene Medikamente in einer Kombination können sich gegenseitig in ihrer Wirkung optimieren und dabei gleichzeitig die Nebenwirkungen reduzieren.

Welche Medikamente werden kombiniert?
Diese Frage lässt sich nicht ohne weiteres beantworten. Es gibt eine Vielzahl von möglichen Kombinationen.
Denkbar ist beispielsweise die Kombination eines Wirkstoffs, der direkt zentral (im Gehirn) wirkt, mit einem, der bevorzugt in den Organen und Körperteilen aktiv wird. Denkbar ist auch die Kombination von Schmerzmitteln und Psychopharmaka (Mittel, die das Schmerzerleben verändern).

Was bewirken Psychopharmaka in der Schmerztherapie?
Wie stark ein Patient seine Schmerzen empfindet, hängt nicht nur vom tatsächlichen Ausmaß einer Schädigung ab, sondern auch von der Art und Weise, wie der

Betroffene diese Schmerzen psychisch erlebt und verarbeitet. Ein trauriger Mensch wird den gleichen Schmerzzustand wesentlich intensiver erleben als ein fröhlicher. Auch Schlaflosigkeit verändert die Schmerzwahrnehmung. Nach einer durchwachten Nacht empfindet ein Betroffener seine Schmerzen möglicherweise wesentlich stärker, als nach einer Nacht, in der er gut durchschlafen konnte. Psychopharmaka bewirken eine andere Wahrnehmung der Schmerzen und lassen sie sich dadurch weniger schlimm »anfühlen«.

Kann man von den Schmerzmitteln süchtig werden?
Prinzipiell kann man von allen Schmerzmitteln süchtig werden. Bei onkologischen Patienten ist die Gefahr jedoch sehr gering, sofern sie richtig eingestellt sind. Weil sie die Wirkstoffe in festen Zeitabständen und in entsprechend niedrigen Dosen erhalten, bekommen sie nicht den so genannten »Kick«, den sich z. B. Drogenabhängige so herbeisehnen und der sie dazu verführt, ihre Dosis immer weiter zu steigern. Gleichmäßig und niedrig dosierte Medikamente fluten auch gleichmäßig im Gehirn an. Nur der »Kick« bedingt eine Abhängigkeit.

Woran kann man erkennen, dass die Schmerztherapie richtig dosiert ist?
Bei jeder Schmerztherapie wird sich der Arzt langsam an die richtige Dosierung herantasten. Er wird mit einer relativ niedrigen Dosis beginnen und diese – so lange der Betroffene noch Schmerzen verspürt – steigern, bis der Patient eine möglichst weitgehende Schmerzfreiheit aufweist.
Schmerzmittel, die zu hoch dosiert sind, können bei einigen Menschen zu Benommenheit, Euphorie, Halluzinationen oder Schwindel führen. Treten diese Beschwerden auf, muss die Dosis entsprechend reduziert werden, bis die optimale Menge erreicht ist.

Welche Nebenwirkungen können bei einer Schmerztherapie auftreten?
Generell lässt sich diese Frage nicht so einfach beantworten. Primär hat jedes Schmerzmittel seine ganz spezifischen Nebenwirkungen. Darüber hinaus kommt es auf die individuelle Befindlichkeit des Patienten und auf seine persönliche Toleranzgrenze an.
Die Nebenwirkungen werden auch nach dem Wirkungsort des Schmerzmittels unterschieden. Substanzen, die zentral wirken, verursachen andere Nebenwirkungen als solche, die in der Peripherie, also in den Organen oder in Armen, Beinen oder anderen Körperteilen wirken.

Welche Nebenwirkungen können bei Schmerzmitteln auftreten, die zentral wirken?
Verschiedene Körperfunktionen, die direkt im Gehirn reguliert werden, können verändert werden. So zeigen sich besonders Schwindel, Benommenheit, Mundtrockenheit, Sehstörungen, Probleme in der Sprech- und Sprachfunktion, Schwitzen, Verstopfung, Atemdepression, Veränderungen von Puls und Blutdruck.

Was gehört zu den medikamentösen Schmerztherapie-Verfahren?
Hierzu gehören alle Verfahren, bei denen Medikamente eingesetzt werden. Diese können jedoch auf ganz unterschiedlichen Wegen dem Körper bzw. der betroffenen Schmerzstelle zugeführt werden.

Welche nicht-medikamentösen Verfahren zur Schmerzlinderung gibt es?
Es lassen sich verschiedene Hauptverfahren unterscheiden: Psychotherapeutische Methoden, physiotherapeutische Methoden, Akupunktur, Akupressur, Osteopathie, Reflexzonenmassage, Aromatherapie seien hier beispielhaft erwähnt.

Was gehört zu den psychotherapeutischen Methoden zur Schmerzlinderung?
Der Sammelbegriff »psychotherapeutische Methoden« macht deutlich, dass diese Verfahren die Psyche ansprechen. Hierzu zählt die Gesprächstherapie, die Verhaltenstherapie. Im weitesten Sinne würden hierzu auch das autogene Training, Suggestionsverfahren zählen.

8. Sexualität und ihre Veränderungen bei Tumorkrankheit und -therapie

Gibt es Veränderungen der Sexualität bei bestehender Tumorerkrankung und deren Behandlung?
Das Erleben und Ausleben von Sexualität ist ein sehr komplexes Geschen, das von vielen Faktoren abhängig ist. So können körperliche und/oder psychische Veränderungen auch zu Störungen im Bereich der Sexualität führen.

Welche Veränderungen können im Bereich der Sexualität auftreten?
Es kann zu quantitativen Veränderungen kommen, d. h. der Betroffene möchte seltener oder zeitweise gar keinen Sex oder im Gegenteil häufiger oder langanhaltender.
Veränderungen qualitativer Art können z. B. als Wunsch auftreten, die eigene Sexualität anders zu erleben, wesentlich intensiver und bewusster. Es ist jedoch auch möglich, dass keine rechte Lust aufkommen kann, der Betroffene die Zärtlichkeit nicht so genießen kann, wie er es gewohnt ist (weil ihm z. B. ständig belastende Gedanken im Kopf herumspuken).
Im Rahmen der Folgen einer Strahlen- oder Chemotherapie oder auch nach Operationen kann die Sexualität durch Schmerzen nachhaltig gestört werden.

Welche speziellen sexuellen Probleme können bei Männern auftreten?
Nach Operationen im Bereich des kleinen Beckens (z. B. bei Prostataoperationen, bei operativer Behandlung von Darmtumoren, beim Hodenkarzinom etc.) können die feinen Nerven, die für die Erektion erforderlich sind, verletzt worden sein, sodass es zu nachhaltigen Störungen kommt.
Auch bei einer Strahlentherapie im Unterbauchbereich oder bei einer Chemotherapie besteht die Gefahr, dass diese feinen Nerven geschädigt wurden und mit Funktionseinschränkungen reagieren.
In vielen Fällen spielt jedoch die psychische Belastung in dieser Zeit eine gravierende Rolle. Sie kann bei vielen Patienten sogar als Hauptverursacher von Erektionsstörungen gesehen werden.

Welche Möglichkeiten der Hilfe gibt es?
Zunächst ist es wichtig, dass der Betroffene über seine Probleme sprechen kann. Nur dann können weiterreichende Informationen eingeholt und geeignete Maßnahmen analysiert werden.
Sollten eher psychische Ursachen vorliegen, so ist eine psychologische Unterstützung beim Abbau der Belastung hilfreich. In einigen Fällen wird eine Partnertherapie sinnvoll sein, da beide Partner von dieser Problematik betroffen sind.
Bei eher körperlicher Ursachen, also etwa bei Nervenschädigungen, bieten sich verschiedene Möglichkeiten der Hilfe. Dabei sollte jedoch bedacht werden, dass

nach Beendigung der Behandlung auch die Problematik teilweise rückgängig ist. Dies hängt immer vom Grad der Schädigung ab.

Welche Möglichkeiten gibt es gegen Erektionsprobleme?

Es stehen verschiedene Möglichkeiten zur Verfügung: Bei dem als **Vakuummethode** bekannten Verfahren wird der Penis einem Unterdruck ausgesetzt (dieser wird in einem kleinen Gerät erzeugt, in das der Penis gelegt wird). Durch den Unterdruck wird das Blut in die Schwellkörper hineingezogen. Bei entsprechender Füllung wird nun ein Ring über den Penis geschoben. Dieser Ring verhindert ein Zurückfließen des Blutes und hält damit die Erektion aufrecht.

Bei der **SKAT-Methode** lernt der Betroffene unter Anleitung eines Urologen, eine Injektion direkt in den Schwellkörper vorzunehmen. Der Wirkstoff führt zu einer Weitstellung der die Schwellkörper versorgenden Blutgefäße und somit zu einer erhöhten Versorgung mit Blut. Hierdurch schwellen die Schwellkörper an, es kommt zu einer Erektion. Der Vorteil dieser Methode ist, dass sie nahezu immer wirkt und dass die Erektion ca. 4 Stunden anhält. So unterliegt der Betroffene nicht der ständigen Angst und Frage, ob die Spritze wirkt. Der Nachteil ist, dass es nach der Verabreichung einer zu hohen Dosierung zu schmerzhaften Dauererektionen kommen kann. Inzwischen wird die Möglichkeit, den Stoff als Gel in die Harnröhre zu applizieren oder der Penishaut aufzustreichen, getestet.

Die dritte Methode ist die Einnahme von **Viagra**®. Hierbei handelt es sich um ein Medikament, das oral eingenommen, die Blutversorgung der Schwellkörper steigert und somit eine Erektion bedingt.

Welche speziellen sexuellen Probleme können bei Frauen auftreten?

Bei Frauen kommt es oft zu Problemen und Einschränkungen, die Lust zu genießen und einen Orgasmus zu erleben. Die Ursachen hierfür lassen sich jedoch nicht eindeutig trennen und psychischen oder physischen Komponenten zuordnen. Bei vielen Frauen ist es die psychische Belastung, die im Rahmen der Erkrankung auftritt, die Sorgen um die Familie und ggf. um die Kinder. Außerdem leiden sie unter den Sorgen, trotz Leistungseinschränkung und körperlichen Störungen den Haushalt weiterführen zu können (oder sogar zu müssen). Hinzu kommt oft noch die Problematik, dass der Partner nicht bereit ist, über diese Probleme zu sprechen, dass er nicht bereit ist, die Einschränkungen während einer Therapie oder nach einer Operation zu akzeptieren etc.

Welche Ursachen können zu Problemen beim Geschlechtsverkehr führen?

Neben den gerade beschriebenen psychischen Ursachen können lokale Entzündungen der Scheidenschleimhaut, Trockenheit sowie eine Abnahme der Elastizität der Scheide durch Östrogenmangel zu Problemen führen.

Bis zum Aufbau einer gesunden Vaginalschleimhaut nach Therapieende können Östrogenpräparate und Gleitmittel helfen. Bei infektiösen Veränderungen wird der Arzt spezifische Medikamente verordnen.

9. Ernährung

Gibt es einen Zusammenhang zwischen der Ernährung und der Entstehung von Tumoren?
Der Zusammenhang zwischen einem bestimmtem Ernährungsverhalten und dem gehäuften Auftreten einiger Krebserkrankungen scheint heute hinreichend geklärt. So wird insbesondere bei Malignomen von Prostata, Lunge, Brust, Darm, Speiseröhre, Magen, Rachen, Kehlkopf, Gebärmutter und Ovarien die falsche Ernährung als mitverursachender Faktor genannt.
Folgende Faktoren weisen auf eine möglicherweise krebsverursachende Ernährung hin:

- hyperkalorische Ernährung
- zu hoher Fettanteil (über 30 % des Gesamtenergieangebots)
- vitamin- und mineralstoffarme Kost
- ballaststoffarme Kost
- zu heiße oder/und zu kalte Speisen und Getränke
- Nikotin-/Alkoholabusus (häufig Kombination beider Genussgifte)
- kochsalzreiche Nahrung
- häufiger Konsum von gegrillten, geräucherten, konservierten, gepökelten Nahrungsmitteln
- häufiges scharfes Anbraten mit Butter (Entstehung von Acrolein)
- einige Farbstoffe in der Nahrung/Konservierungsstoffe
- häufiger Konsum von rohem Fisch (Cadmium)
- häufiger Konsum von treibhausgezüchtetem, schnell wachsendem Gemüse (Nitrate)
- Wiedererwärmung und Verzehr von nitrathaltigen Nahrungsmitteln, z. B. Spinat oder Pilzen

Wie sieht eine Ernährung aus, die auf Krebsvorbeugung ausgerichtet ist?
Im Sinne einer krebsvvorbeugenden Ernährung sollten die o. g. Faktoren also gemieden werden. Die Ernährung sollte folgende Merkmale aufweisen

- hoher Ballaststoffgehalt (mindestens 30 Gramm/Tag)
- geringer Alkohol-, Kaffee- und Teekonsum
- mindestens 2 bis 3 Liter Flüssigkeit pro Tag (möglichst Mineralwasser und Früchtetees)
- NaCl-freies Salz verwenden
- Kräuter und Gewürze einsetzen
- leicht aufspaltbare Kohlehydrate (Zucker) reduzieren
- Gemüse und Früchte der Saison verwenden
- möglichst viel Obst und Gemüse roh verzehren
- möglichst viel naturbelassene Nahrungsmittel verzehren

- Energiezufuhr dem normalen Gewicht anpassen
- Mahlzeiten auf den Tag verteilen
- für ausreichende Vitamin- und Mineralstoffzufuhr sorgen

Welche Probleme können ernährungsbedingt sein?
Die jeweiligen Probleme können bei den einzelnen Patienten unterschiedlicher Natur sein. Sie unterscheiden sich hinsichtlich Tumorerkrankung, -stadium, -lokalisation und Behandlungsart.
Ernährungsprobleme können sich in Form von Verwertungs-, Resorptions- oder Stoffwechselstörungen bemerkbar machen.

Was versteht man unter Verwertungsstörungen?
Bei einer Malabsorption (Verwertungsstörung) kann der Körper die angebotenen Nährstoffe nicht angemessen verwerten. So werden die Nahrungsbestandteile aus dem Dünndarm nicht genügend vom Körper aufgenommen. Es kommt beispielsweise zu Mangelernährung und Untergewicht.

Was versteht man unter Resorptionsstörungen?
Hierbei handelt es sich um eine meist im Magen-Darm-Kanal befindliche Störung, die zu einer Beeinträchtigung der Übernahme der Nährstoffe vom Blut aus dem Darm führt. Verantwortlich kann hierbei z. B. eine entzündliche Darmveränderung sein oder auch das Fehlen bestimmter Enzyme (Stoffe, die erforderlich sind, um große Nährstoffkomplexe zu kleinen, resorbierbaren umzubauen).

Was versteht man unter Stoffwechselstörungen?
Unter Stoffwechsel wird die Gesamtheit der chemischen Prozesse verstanden, die ab-, auf- oder umbauende Funktionen haben. Liegen nun Einschränkungen vor, die in diesen Bereichen zu Probleme führen, spricht man von Stoffwechselstörungen. Sie können zu Veränderungen in einzelnen Bereichen, z. B. im Sinne einer Vitamin-Mangelerscheinung führen oder global als Unterernährung auftreten.

Welche Ursachen haben die Veränderung der Geschmacksempfindungen?
Im Rahmen einzelner Chemotherapien oder bei Bestrahlung im Kopf-Hals-Bereich kann es zu Geschmacksveränderungen kommen. Hierbei handelt es sich um eine Nervenirritation, die zu einer veränderten Wahrnehmung bestimmter (Geschmacks-)reize führt.

Bleiben die Veränderungen der Geschmacksempfindungen dauerhaft bestehen?
In den meisten Fällen verschwinden die in unterschiedlicher Form auftretenden Beschwerden nach Beendigung der Behandlung. Wenn die Geschmackspapillen jedoch stark geschädigt wurden, besteht die Gefahr einer bleibenden Störung.

Welche Geschmacksempfindungsstörungen können auftreten?
Die vier Geschmackswahrnehmungen süß, sauer, salzig, bitter können einzeln oder kombiniert verstärkt oder abgeschwächt sein.
Viele Patienten empfinden jedes Essen als übertrieben gesalzen und ziehen Süßigkeiten wie Pudding oder Grieß- und Quarkspeisen anderen Nahrungsmitteln vor. Andere haben einen ausgeprägten Heißhunger auf herzhafte oder sogar kräftig gesalzene Speisen.

Ist die Aufrechterhaltung einer normalen Ernährung sinnvoll?
Im Gegensatz zum gesunden Menschen hat der onkologische Patient einen erhöhten Bedarf an bestimmten Nährstoffen. Zur Stärkung der Immunabwehr bedarf der Patient einer erhöhten Zufuhr der Vitamin A, E, D, C. Vitamin-B-Komplex wird zur Vermeidung polyneuropathischer Störungen (Nervenfunktionsstörungen) gegeben. Bei den Spurenelemten gelten Selen und Zink, bei den Mineralstoffen Kalzium, Eisen und Magnesium als besonders wertvoll.

Wieviel Energie (Kalorien oder Joule) benötigt der Patient?
Der Energiebedarf des Tumorkranken ist abhängig von Alter, Geschlecht, Größe, Gewicht, Grundumsatz und Arbeitsumsatz des Menschen.
Bei onkologischen Grunderkrankungen kann der Energiebedarf zwischen 35 und 40 kcal/kg Körpergewicht bis zu 45 bis 50 kcal/kg Körpergewicht variieren.
Durchschnittlich beträgt die Energiezufuhr pro Tag und Kilogramm Körpergewicht:
• bei angestrebtem Gewichtsverlust: 23 Kcal
• bei Gewichtskonstanz: 31 Kcal
• bei angestrebter Gewichtszunahme: 39 Kcal

Wie errechnet man den Kalorienbedarf?
Beispiel (für Gewichtskonstanz):
Anzahl der jetzt aktuell vorhandene KG Körpergewicht multipliziert mit 31 kcal.
Für einen 70 kg schweren Menschen ergibt sich also 70 x 31 = 2110 kcal pro Tag.
Soll der Patient zunehmen, so muss die Multiplikation mit dem Faktor 39 erfolgen:
Beispiel: 70 x 39 = 2730 kcal pro Tag.

Ist der Kalorienbedarf immer konstant?
Nein. Der Kalorienbedarf hängt zum einen vom so genannten Grundumsatz ab. Dies ist die Menge an Kalorien, die benötigt wird, um die Minimalfunktionen des Körpers aufrecht zu erhalten. Zum anderen ist der Kalorienbedarf immer auch abhängig von der Leistung des Organismus. Schwerere körperliche Arbeiten erfordern mehr Kalorien.
Zu einem erhöhten Kalorienbedarf kann es bei Fieber, Wunden, einer Tumorerkrankung oder Verbrennungen etc. kommen.

Welche Bedeutung haben Fette in der Ernährung?
Fette besitzen den höchsten Energiewert der drei Hauptgruppen Eiweiß, Fett und Kohlehydrate. Sie sind für Transport und Resorption der fettlöslichen Vitamine (A, D, E, K) erforderlich. Besonders wichtig sind dabei die mehrfach ungesättigten Fettsäuren, da sie vom Organismus nicht selbst gebildet werden können. So sollte jeder Mensch mindestens 10 Gramm ungesättigte Fettsäuren täglich zu sich nehmen. Besonders reichhaltig sind Soja-, Maiskeim- und Sonnenblumenöl mit einem Anteil von 30 bis 60 % ungesättigter Fettsäuren. Olivenöl enthält dagegen nur ca. 20% ungesättigte Fettsäuren.
Auch Fischöle eignen sich insbesondere bei onkologischen Patienten, da sie einen hohen Anteil an Omega-3-Fettsäuren haben und damit elementare Grundbausteine für die Herstellung der Immunsubstanzen zur Verfügung stellen.

Welche Bedeutung haben die Kohlehydrate in der Ernährung?
Kohlehydrate gehören neben den Fetten zu den Hauptenergielieferanten. Im Rahmen einer gesunden Ernährung sollte auf die Einfachzucker (Traubenzucker) sowie auf den herkömmlichen Rohr- und Rübenzucker, der auch als weißer Industriezucker bekannt ist, verzichtet werden. Gesünder sind die hochmolekularen Kohlehydrate, die z. B. aus Kartoffeln, Reis, Brot und Nudeln stammen. Sie werden langsamer und gleichmäßiger vom Körper aufgenommen. Bei der Auswahl von Mehlprodukten sollten die weißen Mehle gegen die Vollkornmehle ausgetauscht werden.

Welche Bedeutung haben die Eiweiße in der Ernährung?
Die essentiellen Aminosäuren (kleinste, nicht vom Körper selbst herzustellende Eiweißbestandteile) nehmen in der Ernährung onkologischer Patienten eine zentrale Rolle ein. Eiweiße werden als Bausteine in der Zellneubildung eingesetzt.

Haben onkologischen Patienten einen höheren Eiweißbedarf?
Gerade nach großen Operationen, bei Tumorkrankheit oder nach Radiatio und Chemotherapie benötigt der Körper bis zu 15 Gramm Eiweiß pro Tag. Auch länger andauernde Fieberzustände erhöhen den Eiweißbedarf. Bestehen gleichzeitig Leber- und/oder und Nierenfunktionsstörungen, muss die Eiweißzufuhr hingegen auf bis zu 0,4 Gramm pro Tag reduziert werden, was naturgemäß zu Problemen führt. Eine ausreichende Proteinzufuhr ist mitverantwortlich für eine unkomplizierte Wundheilung sowie für Aufbau und Erhalt eines funktionierenden Immunsystems.

Welche Bedeutung hat der Flüssigkeitsbedarf?
Der menschliche Körper besteht zu 70 Prozent aus Wasser. Durchschnittlich benötigt er ca. 20 bis 40 ml/kg Körpergewicht und Tag an Flüssigkeit. Das sind bei einem 70 kg schweren Menschen etwa 1,4 bis 2,8 Liter Flüssigkeit pro Tag.

Diese Angabe bezieht sich nur auf die von außen zugeführte Flüssigkeitsmenge. Sie wird noch durch das im Körper entstehende Oxidationswasser aufgefüllt.

Erhöht sich der Flüssigkeitsbedarf bei Fieber?
Bei Erhöhung der Körpertemperatur wird vermehrt Flüssigkeit über die beschleunigte Atmung (Verlust über die Ausatmungsluft) sowie über die Haut (Bildung von Verdunstungskälte) ausgeschieden. Bei unzureichender Flüssigkeitszufuhr wird die Nierenausscheidung eingeschränkt (bei Kindern ist dann z. B. keine Urinausscheidung mehr in den Windeln erkennbar) und es kommt zu zahlreichen Funktionsstörungen.
Pro Grad Temperaturerhöhung (über 37,5 °C Körpertemperatur, rektal gemessen) muss die Flüssigkeitszufuhr um ca. einen Liter Flüssigkeit erhöht werden.

Wann besteht außerdem ein erhöhter Flüssigkeitsbedarf?
Auch die Entstehung einer Mundschleimhautentzündung hängt mit der Flüssigkeitsaufnahme zusammen. Je mehr und je häufiger ein Mensch trinkt, umso geringer ist die Gefahr, dass die durch Chemotherapie oder Radiatio ohnehin schon angegriffenen Schleimhautzellen des Mundbereichs zusätzlich geschädigt werden. So ist es sinnvoll, zur Vorbeugung einer Mundschleimhautentzündung viel und häufig zu trinken. Auch das Problem der Obstipation verstärkt sich bei einer unzureichenden Flüssigkeitsaufnahme.
Im Bereich des Harnausscheidungstraktes können Keime schneller aufsteigen und sich dort vermehren, sodass es zu einer Harnblasenentzündung oder sogar zu einer Nierenentzündung kommen kann.

Wie hoch sollte die tägliche Flüssigkeitszufuhr sein?
Die Flüssigkeitszufuhr sollte mindestens 2,5 Liter pro Tag betragen. Einerseits zur Prophylaxe und ggf. zur Therapie bei bereits bestehenden Harnwegsinfekten und/ oder Obstipation. Kaffee und Tee werden nicht mit eingerechnet.

Können Medikamente den Flüssigkeitsbedarf verändern?
Einige Medikamente verändern den Flüssigkeitsbedarf, die Verwendung bereits resorbierter Flüssigkeit oder deren Ausscheidung. Hierzu zählen: **Opiate** (starke Schmerzmittel) reduzieren das Durstgefühl und fördern Obstipation. **Diuretika** (harnausscheidungsfördernde Medikamente) erhöhen oder beschleunigen die Ausscheidung, wodurch es zu einer vermehrten Ausscheidung von Natrium unter Mitnahme von Wasser kommt. Einige **Antidepressiva** führen zu Mundtrockenheit. **Laxantien (Abführmittel)** erhöhen die enterale Flüssigkeitsausscheidung (Flüssigkeitsverlust über den Darm).

Welche Maßnahmen sind sinnvoll, um bei reduziertem Durstgefühl eine ausreichende Flüssigkeitszufuhr sicherzustellen?
• Trinkbilanz erstellen (Wie hoch ist die Trinkmenge?).

- Lieblingsgetränke einbeziehen.
- Patienten häufig zur Flüssigkeitsaufnahme motivieren, ihn ggf. anleiten.
- Flüssigkeitsreiche Zwischenmahlzeiten anbieten, z. B. Buttermilch oder Joghurt, zu den Mahlzeiten Getränke reichen.
- Vor dem Frühstück ein Glas Sprudel reichen.
- Ggf. Umstellung oder Reduktion der analgetischen Medikation zur Verbesserung der Bewusstseinslage.

Was ist hilfreich, wenn der Körper vermehrt Flüssigkeit verliert (z. B. bei Durchfall, starkem Schwitzen oder Fieber)?

Hier sind mit Salz angereicherte Getränke sinnvoll, da Salz die Flüssigkeit länger im Körper bindet. Gut geeignet sind Mineralwasser, Bouillons und Brühen sowie Tomatensaft oder andere Gemüsesäfte, die ggf. mit einer Prise Salz angereichert werden.

Welche Getränke eignen sich besonders, um den Flüssigkeitsverlust bei Durchfall zu kompensieren?

Neben den Salz angereicherten Getränken sind auch Orangensaft und Coca-Cola sinnvoll. Beide enthalten Kalium, ein Elektrolytsalz, das z. B. für die Muskel- und Herzfunktion vonnöten ist. Der Körper erhält direkt mit diesem Getränk Zucker, d. h. einen Energieträger.

Wenn der Betroffene lieber Pfefferminz-, Kamillen- oder sonstige Kräutertees trinken möchte, können diese mit einer Prise Salz und einem Teelöffel Zucker aufgewertet werden. So lassen sich die nach einem Durchfall auftretenden lästigen Symptome wie Herzklopfen, Schweißausbrüche bei geringfügiger Belastung und Kopfschmerzen reduzieren.

Welche Getränke eignen sich bei Zystitisgefahr besonders?

Besonders günstig ist die anteilige Deckung des Flüssigkeitsbedarfs über Mineralwasser oder Vitamin und Mineralstoff angereicherte Fruchtsäfte. Das Milieu des Urins wird saurer und Bakterien können sich weniger gut vermehren, wodurch die Zystitisgefahr reduziert wird.

Welche Getränke eignen sich besonders bei bestehenden Knochenmetastasen oder bei Bestrahlung der Knochen?

Um neues, gesundes Knochengewebe aufbauen zu können, benötigt der Körper Kalzium. Kalzium ist ein Mineral, das in das Gerüst des Knochengewebes eingebaut wird. Ein erhöhtes Kalziumangebot ist z. B. bei Knochenmetastasen für den Aufbau neuen, funktionsfähigen Knochens nach Radiatio erforderlich. Milch und Milchprodukte sind besonders kalziumreich.

Welche Möglichkeiten der Ernährung gibt es?
Prinzipiell stehen verschiedene Möglichkeiten zur Ernährung zur Verfügung. Die Auswahl richtet sich nach den vorhandenen Problemen.

Was versteht man unter »Normalkost« und »Wunschkost« und wann wird die jeweilige Form eingesetzt?
Normalkost kann in jeder Küche zubereitet oder durch Mahlzeitendienste wie »Essen auf Rädern« bereitgestellt werden. Sie wird individuell nach den Erfordernissen des Patienten berechnet. Dazu wird der Gesamtenergiebedarf ermittelt. Bei Krankheiten, nach Operationen, bei Fieber oder zum Aufbau von Körpermasse muss der Energiebedarf entsprechend erhöht werden.

Wunschkost zu verabreichen, bedeutet, dass Lieblingsspeisen in den Ernährungsplan eingebaut werden, um die vielfach vorhandene Abneigung gegen Essen und Trinken zu minimieren. Gerichte, gegen die eine Abneigung besteht (häufig Fleisch) werden zunächst weggelassen.

Beispiele für hochkalorische Zwischenmahlzeiten

Milchmixgetränk (1 Portion)
Früchte nach Geschmack (z. B. eine Banane, 2 El. Erdbeeren oder Himbeeren) im Mixer prüderen. 1,5 Kugeln Vanilleeis oder 2 Tassen Vollmilch hinzugeben und verquirlen. 100 Gramm Eiweißkonzentrat und 2 bis 3 Essl. Maltodextrin hinzugeben.
Bitte beachten. Milchmixgetränke stets frisch zubereiten und servieren.

Mocca Mexikanische Art
2 El. Kakao mit 4 Essl. Haushaltszucker, 2 Teel. löslichen Kaffees und 1 Prise Zimt in einen Topf geben und mit 1 Tasse Wasser übergießen. Alle Zutaten miteinander verrühren, bis sie gelöst sind. Nach dem Aufkochen 1 Tasse Kondensmilch hinzugeben und so lange erwärmen, bis der Mocca die gewünschte Temperatur hat.

Orangen-Sahne-Bombe flüssig
1 Glas frisch gepressten Orangensaft unter ständigem Rühren mit 1/2 bis 1 Glas Kondensmilch verrühren. 2 Essl. Maltodextrin hinzufügen und kühl servieren.

Rote Grütze
1 Päckchen gemischte Früchte (gefroren oder frisch) mit 1 Glas eingemachten Kirschen mit Flüssigkeit hinzugeben. 1 Päckchen Vanillepuddingpulver mit 6 Essl. Maltodextrin und ca. 1 Tasse Milch verrühren. Flüssigkeit zu den Früchten geben, aufkochen. Evtl. mit Vanillezucker nachsüßen. Nach dem Erkalten mit Sahne verzieren.

Pikante Mixgetränke

Tomaten- Mixgetränk
200 ml Tomatensaft
45 g Maltodextrin
10 g Maiskeimöl
15 g Eiweißkonzentrat

Alle Zutaten miteinander verquirlen, ggf. mit Tabasco, Salz und Pfeffer oder frischen Kräutern abschmecken und mit 10 ml Sahne garnieren.

Kräuter-Milchmixgetränk
200 ml Buttermilch
50 g Quark (20 % Fett i.Tr.)
45 g Maltodextrin
10 g Maiskeimöl
10 g Gehackte Kräuter

Maltodextrin mit Öl und Quark glatt rühren, Buttermilch und Kräuter zugeben, mit Salz und Pfeffer abschmecken.

Was kann man tun, wenn der Betroffene nicht essen möchte?
Wenn der Kranke einmal eine Mahlzeit auslassen möchte, sollte er nicht zum Essen gedrängt werden. Erfahrungsgemäß verstärkt ein Appell nur die Abneigung. Das Angebot, es später noch einmal zu versuchen, wird ihn eher zum Tisch locken. Lob und Anerkennung sind zwei geeignete Verstärkungsmittel. Sie werden eingesetzt, wenn der Patient etwas gegessen hat. Gelingt ihm dies nicht, wird er ermutigt und getröstet. So kann auf Dauer die Motivation gesteigert bzw. erhalten werden.
Während der Mahlzeit sollten alle unangenehmen Erfahrung vermieden werden, damit es nicht zu einer negativen Konditionierung kommt. D.h. auch, dass in Ruhe gegessen wird und nicht etwa hektisch im Stehen und auch das Auge isst mit: Das Essen sollte durch einen hübsch gedeckten Tisch und durch kleine appetitlich angerichtete Portionen positiv erlebt werden können.

Ist ein Glas Bier oder Wein erlaubt?
Ein Glas Bier oder Wein zu den Mahlzeiten ist durchaus erlaubt, wenn keine ausdrückliche Kontraindikation durch den Arzt vorliegt.

Wie kann der Appetit angeregt werden?
Zwischen den Mahlzeiten sollte sich der Kranke – soweit möglich – körperlich betätigen. Spaziergänge an frischer Luft wirken sich appetitanregend aus und haben zudem eine positive Auswirkungen auf den gesamten Organismus. Sie senken z. B. das Risiko der Orthostase (Kollapsneigung).

Ein gutes Hilfsmittel zur Appetitsteigerung ist der Anblick einer sauren Zitrone: Er löst einen reflektorischen Speichelfluss aus, durch den der Appetit manchmal angeregt werden kann. Kleine, appetitlich angereicherte Speisen können ebenfalls den Appetit anregen.

Wie lässt sich der Energieanteil der Nahrung anreichern?
Der Gesamtenergiebedarf der Nahrung kann durch Maltodextrin, Butter, Milch, Ei oder Sahne erhöht werden.

Welche Vitamine sind für den onkologischen Patienten wichtig?
Es sind vor allem die Vitamine A, D, E, und C.

Können Vitamintabletten den Vitamingehalt in frischem Obst und Gemüse ersetzen?
Dieser Frage widmeten sich zahlreiche Forschungsarbeiten in der Vergangenheit und ein abschließende Antwort ist noch immer nicht gefunden. Es scheint jedoch so zu sein, dass Vitamine, die im natürlichen Obst vorkommen, eine bessere Wirkung haben als synthetisch hergestellte Vitaminpräparate.

Wie hoch ist der Anteil von Carotin (Vorstufe von Vitamin A), Vitamin C und Vitamin E in verschiedenen Obst- und Gemüsesorten?

In 100 gr. Frischer Ware	Carotin in Mikrogramm	Vitamin C in Milligramm	Vitamin E in Mikrogramm
Blumenkohl	10,4	73,0	90,0
Brokkoli	871,0	115,0	621,0
Chicorée	3430,0	8,7	100,0
Feldsalat	3900,0	35,0	600,0
Fenchel	4700,0	93,0	–
Grünkohl	5170,0	105,0	1700,0
Mangold	3530,0	40,0	–
Möhren	11,100	7,0	465,0
Paprikaschoten, rot	1620,0	138,0	2520,0
Petersilie	5410,0	166,0	3700,0
Rosenkohl	447,0	112,.0	560,0
Spinat	4690,0	52,0	1370,0
Tomaten	506,0	25,0	930,0

Weißkohl	72,0	45,0	1700,0
Apfelsinen	87.0	45,0	320,0
Aprikosen	1610,0	9,4	500,0
Bananen	69,.0	12,0	270,0
Erdbeeren	18,0	64,0	120,0
Honigmelone	4730,0	32,0	140,0
Johannisbeeren, schwarz	81,0	177,0	1900,.0
Kiwi	47,0	71,0	–
Mango	1250,0	37,0	1000,0
Sanddornbeeren	1500,0	450,0	3230,0

(vgl. Vitamingehalt verschiedener Obst- und Gemüsesorten. Aus: Ernährung bei Krebs, deutsche Krebshilfe).

Ist rohes Obst und Gemüse prinzipiell gesunder als gegartes?
Generell ist das tatsächlich so. Durch Kochen kann Vitamin C zerstört werden. Es gibt jedoch wenige Ausnahmen: Das Carotin roher Möhren kann beispielsweise kaum vom Körper verarbeitet werden.

Welche Nährstoffe sind ebenso hochwertig und liefern wichtige Stoffe?
Insgesamt können Nüsse und Samen wie z. B. Sonnenblumenkerne, Sesam und Leinsamen den hochwertigen Nährstoffen zugeordnet werden. Sie haben zwar einen hohen Fettanteil, aber dabei handelt es sich vorrangig um sehr hochwertige Fette. Außerdem enthalten sie hohe Mengen an Mineralstoffen wie Kalzium, Eisen, Zink und Selen.

Welche Nahrungsmittel wirken abführend?
Eine abführende Wirkung haben rohes Obst und Gemüse in größeren Mengen, Nüssen, Hülsenfrüchte, Spinat, Mais, gekochte Getreidekörner wie etwa Dinkel, eingeweichtes Trockenobst wie z. B. Backpflaumen oder Aprikosen, Kaffee, Zuckeraustauschstoffe wie Sorbit, Bier und größere Mengen Milchzucker.

Welche Nahrungsmittel wirken stopfend?
Stopfende Wirkung haben alle Produkte aus weißem, ausgemahlenem Mehl wie Knäckebrot, Weißbrot und Brötchen. Auch Käse, Rotwein, Schokolade, Kokosflocken, geriebene Äpfel, Kartoffeln und Pektin wirken stopfend.

Welche Nahrungsmittel zeigen blähende Auswirkungen?
Frisches Obst und rohes Gemüse, Knoblauch, Zwiebeln, Hülsenfrüchte, Nüsse, Kohlsorten, Bier, Milchzucker und Sorbit (ein Zuckeraustauschstoff) können zu Blähungen führen.

Welche Nahrungsmittel und Heilstoffe wirken Blähungen entgegen?
Preiselbeeren, Heidelbeeren, Fenchel, Kümmel und Joghurt wirken blähungshemmend.

Welche Nahrungsmittel können Gerüche erzeugen?
Spargel, Knoblauch, Eier, Fleisch und Zwiebeln können Gerüche erzeugen.

Wie sieht eine keimarme Ernährung (wichtig bei Infektionsgefährdung) aus?
• Pasteurisierte Milchprodukte bevorzugen.
• Möglichst vakuumverpacktes Brot verzehren.
• Streichfett möglichst in Portionspäckchen verwenden.
• Brotbelag möglichst vakuumverpackt kaufen, dabei keine Käsesorten mit Schimmelpilzkulturen verwenden.
• Gemüse und Obst nur in gegarter Form essen.
• Auf Nüsse, Mandeln, Pistazien und Feigen verzichten.
• Kaffee und Tee stets frisch zubereiten, geöffnete Saftflaschen möglichst schnell verschließen und zügig aufbrauchen.
• Gewürze und Kräuter mitkochen.
• Mayonnaise nicht verwenden.
• Honig, Marmelade und Konfitüre möglichst als Portionspäckchen verwenden.

Warum ist bei vielen Nahrungsmitteln Vorsicht geboten?
Leider vermehren sich Keime sehr schnell in der Nahrung. Wird diese über den Magen-Darm-Kanal aufgenommen, können sie sich im immunabwehrgeschwächten Körper des Krebskranken leicht und schnell ausbreiten. Daher sind die potenziellen Gefahrenquellen möglichst auszuschließen.

Muss ein Krebskranker generell eine Diät oder eine Spezialernährung einhalten?
Generell muss der Betroffene überhaupt keine besonderen Richtlinien bei der Ernährung einhalten. Sinnvoll ist es aber, die Richtlinien einer allgemein gesunden Ernährung einzuhalten.

Welche Methoden der künstlichen Ernährung gibt es?
Zu den Methoden der künstlichen Ernährung gehört zum einen die parenterale Ernährung (per Infusion), die Nasen- und die Magensonde oder aber die PEG, die percutane enterale Gastrostomie.

Was ist eine parenterale Ernährung?
Hierbei erhält der Betroffene alle erforderlichen Nährstoffe per Infusion unter Umgehung der normalen Verdauung.

Was sind die Nachteile der parenteralen Ernährung gegenüber der enteralen Ernährung?
1. Der Patient wird mit dem Venenzugang an die Versorgung durch andere gebunden.
2. Die physiologischen Resorptionsvorgänge im Magen-Darm-Bereich werden zeitweise umgangen. Es kann zu einer Schleimhautatrophie mit anschließender Unverträglichkeit gegen eine enterale Ernährung kommen.
3. Die Kosten für eine parenterale Ernährung sind vergleichsweise höher als bei einer enteralen Ernährung,
4. Verschiebungen im Elektrolyt-, Zucker- und Flüssigkeitshaushalt treten schneller auf.

Gibt es unterschiedliche Möglichkeiten, eine Nasensonde zu legen?
Es gibt unterschiedliche Möglichkeiten. Sie wird entsprechend der wahrscheinlichen Liegedauer gewählt.

Warum haben manche Menschen eine Magensonde, die durch die Nase bis in den Magen platziert wurde?
Die Sonde wird über die Nase durch Rachen und Speiseröhre bis in den Magen oder sogar bis ins Duodenum (Zwölffingerdarm) vorgeschoben. Diese Applikationsform wird wegen ihrer geringen Belastung für den Patienten, wegen der niedrigen Komplikationsrate und bei Beachtung der akzeptablen Kosten im häuslichen Bereich bevorzugt bei kurzfristiger Sondenernährung gewählt.

Wann ist das Legen einer Magensonde sinnvoll?
Bei voraussichtlich länger bestehenden Kontraindikationen gegen eine orale Nahrungsaufnahme oder bei unüberwindlicher Abneigung kann der Patient auch über eine Magen- oder Dünndarmsonde ernährt werden. Es ist sinnvoll, bei fortschreitendem Gewichtsverlust und gleichzeitiger Abneigung gegen die Nahrungsaufnahme nicht zu lange mit dieser Entscheidung zu warten.

Was ist eine PEG (perkutane endoskopische Gastrostomie)?
Während einer Gastroskopie wird eine Ernährungssonde mittels Punktion durch die Bauchwand im Mageninnere platziert. Diese Methode muss unter sterilen Bedingungen in einer Arztpraxis oder im Krankenhaus durchgeführt werden.

Welche Vorteile hat eine PEG gegenüber der Nasen-Magen-Sonde?
1. Die Sonde liegt transkutan in der Bauchregion und kann vollkommen unsichtbar getragen werden.

2. Das Verfahren ist ohne beeinträchtigende Nebenwirkung für den Patienten durchführbar.
3. Die Sonde kann Monate bis Jahre im Körper verbleiben.
4. Es findet keine schmerzhafte Beeinträchtigung der Rachenregion statt.

Kann der Betroffene selbst den Verbandswechsel für die PEG erlernen?
Ja, es ist vollkommen unkompliziert, den Verbandswechsel durchzuführen. Folgende Schritte müssen dabei berücksichtigt werden:
• Entfernen des alten Verbandes,
• Beobachten der Punktionsstelle auf Entzündungszeichen,
• Desinfizieren mit Sprühdesinfektionsmitteln,
• Abdecken der Einstichstelle mittels Schlitzkompresse,
• Auflegen von zwei sterilen Kompressen,
• Fixieren des Verbandes mit Pflaster.
Nach zwei bis drei Tagen benötigt die Wunde ohnehin gar keinen Verband mehr.

Wie wird über die PEG ernährt?
Die Zufuhr von Sondennahrung erfolgt bei der PEG wie bei jeder anderen Magensonde. Am günstigsten ist der Einsatz einer Pumpe, da sie den kontinuierlichen Einfluss der Nahrung gewährleistet und damit Unverträglichkeitserscheinungen durch zu schnelle Nahrungsverabreichung ausgeschlossen werden können. Prinzipiell gibt es aber auch die Möglichkeit der Verabreichung per Bolus (= großer Bissen) mittels Spritze oder per Schwerkraft (Sondenbeutel oder Flasche mit Zuleitung).

Ist der Betroffene dauerhaft abhängig von einem Arzt oder von Pflegenden, damit er die Nahrung erhält?
Der Betroffene kann den Umgang mit der Nahrung sowie das richtige Vorgehen bei der Verabreichung schnell und problemlos selbst erlernen. Um Sicherheit im Umgang mit Sondennahrung und Verabreichungsart zu gewinnen, setzen die meisten Firmen inzwischen speziell geschultes Pflegepersonal ein, das den Patienten auch zu Hause oder im Heim anleitet.

10. Die Arztwahl

Wie erkennt man einen guten Arzt?
Einigermaßen schnell finden die meisten Menschen heraus, ob sie von ihrem Arzt Sympathie und Wertschätzung sowie Verständnis für ihre schwierige Situation erhalten. Dies sind die grundlegenden Bedingungen für ein vertrauensvolles Verhältnis. Ein guter Arzt wird ein offenes Ohr für die Probleme und Fragen seines Patienten haben und auch Ängste zulassen. Er wird sich dem Wunsch nach einer alternativen Therapie nicht prinzipiell verschließen, sondern dem Kranken und seiner Einstellung zuhören und ihn angemessen beraten.

Wie findet man einen Arzt, der Tumorerkrankungen angemessen behandelt?
Krankenkassen und Selbsthilfegruppen kennen vielfach die Ärzte, die sich auf die Behandlung und Betreuung onkologischer Patienten spezialisiert haben. Man kann auch andere Patienten im Krankenhaus oder in der onkologischen Tagesklinik danach fragen, obwohl eine Bewertung natürlich immer individuell ist. Auch der eigene Hausarzt ist eine gute Anlaufstelle für Informationen über Spezialisten. Wenn Unzufriedenheit mit dem niedergelassenen Onkologen besteht, so kann man den behandelnden Klinikarzt nach einer Alternative fragen.

Was kann man tun, wenn man das Gefühl hat, ein Arzt versteht einen nicht?
Der Arzt hat möglicherweise eine ganz andere Sicht und Einstellung zu bestimmten Fragen. Es ist wichtig, sich als Patient deutlich und klar zu äußern. Wenn das Gefühl aufkommt, dass der Arzt kein Verständnis für die eigenen Vorstellungen hat, sollte man es eindeutig formulieren.

Was kann man bei Angst vor Untersuchungen oder Behandlungen tun?
Angst in einer Situation zu haben, in der Unbekanntes und/oder Beeinträchtigendes oder Schmerzhaftes möglich ist, ist normal und verständlich. Wohl jeder Mensch würde so reagieren. Die Angst lässt sich am besten abbauen, wenn man ausreichend Informationen zur Situation und den damit zusammenhängenden Bedingungen hat, wenn die Angst geäußert werden kann und vielleicht ein Mensch mitgehen kann, der Trost und Hilfe spendet.

Warum werden von den Pflegenden so viele Fragen gestellt, die in einem Protokoll schriftlich beantwortet werden müssen?
In dieser so genannten Pflegeanamnese (Vorgeschichte) werden Fragen gestellt, die wichtig sind, um in der täglichen Pflege wirklich genau auf die Bedürfnisse, Probleme und Wünsche des Patienten eingehen zu können. Klare und eindeutige Antworten ersparen späteres wiederholtes Nachfragen und sorgen dafür, dass auch über einen längeren Zeitraum eine kontinuierliche, stets qualitativ hochwertige Pflege angeboten wird.

Wie erkennt man eine Pflegekraft, die individuell behandelt und pflegt?
Pflegende, die sich trotz vorgeplanter Pflege vor jeder Maßnahme nach dem Befinden des Betroffenen erkundigen, ihm bei Fragen beratend zu Seite stehen, ohne ihn zu bevormunden, sind sicherlich um eine gute und individuelle Pflege bemüht.

In welchen Bereichen kann man Pflegende in Anspruch nehmen?
Pflegende helfen in allen Fragen, die mit der Situation des Betroffenen zusammenhängen. Sie beraten hinsichtlich möglicher Nebenwirkungen und entsprechender Maßnahmen zur Vermeidung und Linderung. Sie leiten bei der Durchführung praktischer Maßnahmen an oder helfen bei der Auswahl der jeweils richtigen Maßnahmen. Sie leiten Patientenfragen an Mitglieder des interdisziplinären Teams weiter, organisieren Termine und sorgen so dafür, dass der Ablauf von Diagnostik, Therapie und Pflege möglichst unkompliziert verläuft.

Wie und wann kann der Sozialdienst des Krankenhauses weiterhelfen?
Der Sozialdienst berät in allen Fragen, die die Hilfen durch Renten-, Kranken- und Pflegeversicherungen betreffen. Sie helfen bei der Inanspruchnahme von Leistungen durch die Arbeitsämter (z. B. beraten sie über entsprechende Möglichkeiten bei Berufs- oder Erwerbsunfähigkeit). Sie helfen im Bedarfsfall bei der Suche nach einer Pflegeeinrichtung.

Sie beraten und organisieren Hilfe, wenn eine Mutter in der Klinik liegt, deren Kinder noch der Betreuung bedürfen usw.

11. Zusammenleben in der Familie

Warum reagieren Angehörigen manchmal abweisend oder launisch?
Die Angehörigen leiden unter der veränderten Situation auch, denn sie sind ebenfalls Betroffene. Wenn sie auch nicht der unmittelbar Kranke sind, so verändert sich durch die Erkrankung ihres nahestehenden Angehörigen auch ihr Leben. Dadurch erleben auch sie manchmal Frust, Angst oder Traurigkeit, sodass es normal ist, wenn auch sie einmal abweisend oder launisch sind.

Soll man mit seinen Angehörigen über Ängste, Gedanken und Sorgen sprechen?
Manchmal erscheint es zunächst einfacher, die eigenen Gedanken für sich zu behalten und den anderen damit nicht zu belästigen. Es ist jedoch möglich, dass in einer belastenden Situation ein liebevoller Mensch zum Gedankenaustausch benötigt wird. Wenn dann, bedingt durch vorangehendes Schweigen oder Negieren der Situation eine Mauer aufgebaut wurde, ist es sehr viel schwerer, den Zugang zu einem offenen Gespräch zu finden.

Was kann man tun, wenn Angehörige einem »auf die Nerven gehen ...«?
Die Angehörigen sind in einer Situation, in der sie oft nicht wissen, wie sie sich verhalten sollen. Fragen wie: »Was würde dem Betroffenen jetzt gut tun?« oder: »Was würde ihm helfen?« treiben die Angehörigen um und diese Unsicherheit bricht sich oft in einem überschießenden Aktionismus Bahn. Der Krebskranke wird einem Hagel an guten Vorschlägen, Tipps und Hilfestellungen ausgesetzt, die er weder will noch braucht. Es ist für beide Seiten hilfreich, wenn der Betroffene deutlich ausspricht, was seine Bedürfnisse sind, was ihm gut tut und was er zur Zeit nicht möchte.

Wie kann die Besuchszeit bei einem stationären Aufenthalt geregelt werden, um Belastungen zu vermeiden?
Wenn der Besuch sich nicht abspricht, besteht die Gefahr, dass mehrere Besucher auf einmal kommen, das Krankenzimmer bevölkern und den Betroffenen überanstrengen. Es ist sinnvoll, einen liebevollen Menschen als Koordinator der Besuche auszusuchen. Dieser kann dann die Besucher verteilen und vorher den Betroffenen anrufen, ob dieser Besuch möchte.

12. Gesetzliche Hilfen

Wer informiert über soziale Hilfen?
Prinzipiell ist zunächst zu klären, welche Art von sozialer Hilfeleistung erforderlich ist. Je nach Fragestellung kann man Hilfe bei folgenden Stellen und Adressen erhalten:
- Krankenkasse
- Pflegekasse
- Rentenversicherungsträger
- Versorgungsamt
- Arbeitsamt
- Sozialamt

Eine unkomplizierte und schnelle Hilfe und Rat zu allen Fragen können Betroffene bei der Deutschen Krebshilfe bekommen. Dort sind alle wichtigen Informationen und Adressen gespeichert, die dem Patienten weiterhelfen könnten. Die Deutsche Krebshilfe bietet darüber hinaus wertvolle Broschüren zu einzelnen Krebserkrankungen. (Adressen s. Anhang).

Welche Kosten muss der Patient bei Heil- und Hilfsmitteln zahlen?
Generell müssen alle Versicherten, die das 18. Lebensjahr überschritten haben, 15 Prozent der Kosten für Heilmittel (physikalisch-therapeutische Behandlungen wie z. B. Massagen, Bäder, Krankengymnastik) selbst bezahlen. Es gibt jedoch die Möglichkeit, die so genannte Sozial- bzw. Überforderungsklausel zu beantragen. Für Hilfsmittel (z. B. Brillen, Prothesen, spezielle Badeanzüge z. B. nach Brustamputation, Sprechhilfen oder eine Perücke) haben die meisten Krankenkassen einen Festbetrag eingeführt. Die den Festbetrag übersteigenden Kosten müssen vom Versicherten selbst übernommen werden. Einige Krankenkassen zeigen sich hier allerdings kulant und übernehmen auch Kosten, die über dem Festbetrag liegen. In jedem Fall ist es sinnvoll, die Krankenkasse vor dem Kauf bezüglich der Übernahme zu befragen.

Wer übernimmt die Fahrtkosten zur Praxis oder zur Klinik?
Prinzipiell muss zunächst die medizinische Notwendigkeit für eine Krankenfahrt vom Arzt bescheinigt werden, wenn wenigstens ein Teil übernommen werden soll. Zur Zeit (2002) muss der Betroffene bei Vorliegen einer solchen Bescheinigung pro Fahrt € 13,– selbst übernehmen. Den diese Summe übersteigenden Betrag übernimmt dann die Krankenkasse, wenn eine ärztliche Notwendigkeitsbescheinigung vorliegt und durch die Fahrt eine voll- oder teilstationäre Versorgung und Unterbringung vermieden wird.
Handelt es sich um mehrere Termine innerhalb eines so genannten Leistungsfalls (wenn der Patient z. B. eine Serienbehandlung wie Chemotherapie oder Strahlenbehandlung bekommt), so ist der Selbstzahlungsanteil auf die erste und die letzte

Fahrt beschränkt. Die dazwischen liegenden Fahrten werden von der Krankenkasse voll übernommen. Versicherte, für die die Härtefallklausel zutrifft, sind auch von diesen Zahlungen befreit.

Was ist mit der so genannten Härtefallklausel gemeint?
Normalerweise müssen sich die Versicherten einer Krankenkasse an bestimmten Leistungen beteiligen. Es gibt daher für bestimmte Leistungen eine so genannte Selbstbeteiligung. Diese betrifft:
• stationäre Krankenhausaufenthalte,
• stationäre Vorsorge- und Rehabilitationsleistungen,
• Fahrtkosten,
• Versorgung mit Zahnersatz,
• Arzneimittel,
• Heil- und Hilfsmittel.
In bestimmten Fällen, wenn ein Betroffener z. B. durch die Zuzahlungspflicht finanziell überfordert wäre, kann er davon befreit werden. Hierzu ist ein Antrag bei der zuständigen Krankenkasse zu stellen.

Wer kann von der Zuzahlung befreit werden?
Kinder und Jugendliche unter 18 Jahren sind – mit Ausnahme von Zahnersatz und Fahrtkosten – von allen anderen Zuzahlungen befreit.
Versicherte, deren Familienmonatseinkommen unterhalb bestimmter Grenzen liegt, können von Zuzahlungen zu Arznei-, Verband- und Heilmittel, stationären Kuren, Zahnersatz und Fahrtkosten ebenfalls gänzlich befreit werden.
Derzeit liegen die Grenze für Alleinstehende bei € 938,–. Die Einkommensgrenze für Ehepaare bzw. zwei Haushaltsangehörige liegt bei € 1.289,75. Für Ehepaare mit einem Kind bzw. drei Haushaltsangehörige liegt die Grenze bei € 1.524,25. Für jeden weiteren Haushaltsangehörigen erhöht sich die Grenze um € 234,50 (jeweils monatliches Bruttoeinkommen).
Empfänger von:
• Arbeitslosenhilfe nach dem Arbeitsförderungsgesetz,
• Hilfe zum Lebensunterhalt nach dem Bundessozialhilfegesetz (Sozialhilfe),
• Hilfe im Rahmen der Kriegsopferfürsorge nach dem Bundesversorgungsgesetz,
• Ausbildungsförderung nach dem Bundesausbildungsförderungsgesetz,
• Leistungen im Rahmen der Anordnungen der Bundesanstalt für Arbeit über die individuelle Förderung der beruflichen Ausbildung oder über die Arbeits- und Berufsförderung Behinderter
• und Heimbewohner, bei denen die Kosten der Unterbringung in einem Heim oder einer ähnlichen Einrichtung vom Träger der Sozialhilfe oder von der Kriegsopferfürsorge bezahlt werden,
sind von der Zuzahlung befreit.

Gibt es eine andere Möglichkeit, wenn die vollständige Befreiung nicht möglich ist?
Neben der vollständigen Befreiung gibt es die teilweise Befreiung. Diese erstreckt sich auf Zuzahlungen zu Arznei-, Verband- und Heilmittel sowie auf Fahrtkosten. Kein Versicherter muss hierfür mehr als zwei Prozent seines Einkommens aufwenden. Chronisch Kranke, die wegen derselben Krankheit mindestens ein Jahr lang in Dauerbehandlung sind und ein Jahr lang Zuzahlungen in Höhe von mindestens einem Prozent der jährlichen Bruttoeinnahmen aufgebracht haben, werden für die weitere Dauer der Behandlung von allen Zuzahlungen völlig befreit. Sie benötigen hierzu eine entsprechende Bescheinigung ihres behandelnden Arztes.

Zu welchem Zeitpunkt wird festgestellt, ob die Überforderungsklausel angewendet werden kann?
Erst zum Ablauf eines Jahres wird diese Frage geprüft. Es ist daher wichtig, wirklich alle Quittungen und Belege zu sammeln und/oder bei der Krankenkasse ein so genanntes Nachweisheft zu besorgen.

Muss man etwas selbst bezahlen, wenn man ins Krankenhaus geht?
Prinzipiell werden alle Krankenhausleistungen von der Krankenkasse übernommen. Lediglich € 9,– pro Tag für die ersten 14 Kalendertage muss der Versicherte (bzw. der Kranke) als Eigenbeitrag bezahlen. Wenn der Patient nach einer Behandlungsunterbrechung erneut wiederkommt und er vorher noch nicht 14 Tage stationär behandelt wurde, muss er erneut € 9,– pro Kalendertag bezahlen, bis die 14 Tage erfüllt sind. Danach entfällt die Eigenleistung.

Gibt es Möglichkeiten, eine finanzielle Unterstützung zu Pflegeleistungen zu erhalten?
Ja. Zu den finanziellen Unterstützungen zählen Hilfen für häusliche Krankenpflege, Haushaltshilfe durch die Krankenkasse sowie finanzielle Unterstützung durch die Pflegekasse.

Welche Möglichkeiten finanzieller Unterstützung gibt es für häusliche Krankenpflege?
Wenn eine Krankenhausbehandlung erforderlich wäre, diese aber durch häusliche Krankenpflege verhindert oder verkürzt wird (und dies vom Arzt bescheinigt wird), so leistet die gesetzliche Krankenkasse die teilweise oder komplette Übernahme der Kosten für längstens vier Wochen (auf Antrag und nach Gutachten zum Teil auch länger). Übernommen werden Kosten für die Grundpflege (Essen und Trinken, Waschen und Anziehen, Hilfe beim Laufen usw.), die Behandlungspflege (Verbände, Injektionen, Tablettenverabreichung usw.) sowie für die hauswirtschaftliche Versorgung (Einkaufen gehen, Frühstück zubereiten usw.). Der An-

spruch auf Leistungen für die häusliche Krankenpflege besteht nur, wenn keine andere im gleichen Haushalt lebende Person den Betroffenen im erforderlichen Umfang pflegen kann.

Gibt es Möglichkeiten der Unterstützung, wenn man seinen Haushalt nicht mehr selber regeln kann?

Es gibt z. B. die **Haushaltshilfe**: Auch dann, wenn keine ambulante Krankenpflege erforderlich ist, kann der Betroffene, wenn er wegen einer Krankenhausbehandlung, einer Kur oder einer ambulanten Behandlung den Haushalt nicht selbst weiterführen kann, eine Haushaltshilfe beantragen. Hierzu muss jedoch im gleichen Haushalt ein Kind leben, das das 12. Lebensjahr noch nicht vollendet hat oder das behindert ist und daher der Hilfe bedarf. Auch hier bestimmt die Krankenkasse Art und Umfang der Leistung und es ist erforderlich, dass keine andere im gleichen Haushalt lebende Person den Haushalt führen kann. Möchte der Betroffene lieber einen Verwandten mit der Aufgabe der Weiterführung des Haushaltes beauftragen, so kann er den Antrag auf Gewährung einer Kostenerstattung stellen. Zur Zeit liegt der Erstattungsbeitrag bei ca. € 7,25 je Stunde. Unter Umständen wird auch die Erstattung von Fahrtkosten sowie ein möglicher Verdienstausfall bezahlt. Es ist daher in jedem Fall sinnvoll, sich zunächst bei der Krankenkasse zu erkundigen.

Wofür gibt es die Pflegeversicherung und wann tritt sie ein?
Die Pflegeversicherung übernimmt Leistungen bei denjenigen, die laut Gutachten wegen einer Krankheit oder Behinderung so hilflos sind, dass sie für die gewöhnlichen und regelmäßig wiederkehrenden Verrichtungen im Ablauf des täglichen Lebens auf Dauer (mindestens für 6 Monate) Hilfe benötigen.

Was zahlt die Pflegeversicherung?
Prinzipiell bestehen immer zwei verschiedene Möglichkeiten. Der Betroffene kann wählen, ob er die Übernahme/oder Beteiligung bei finanziellen Kosten, die ein ambulanter Pflegedienst oder ein Heim verursacht, in Anspruch nehmen möchte, oder ob er lieber eine Geldleistung für eine private Pflegeperson vorzieht.

Wie hoch ist die finanzielle Leistung durch die Pflegekasse?
Die Leistungshöhe ist immer abhängig vom Grad der Pflegebedürftigkeit (Pflegestufe). Der Betrag ist abhängig davon, ob der Kranke lieber die Sachleistung (finanzieller Betrag zur Bezahlung ambulanter Pflegedienste) oder die Geldleistung (private Pflegeperson) in Anspruch nimmt.
Als Sätze werden zur Zeit gezahlt:

Sachleistung (ambulante Pflegedienste)
Stufe I   Bis zu € 384 pro Monat
Stufe II   Bis zu € 921 pro Monat

Stufe III   Bis zu € 1.432 pro Monat
Härtefälle   Bis zu € 1.918 pro Monat

Geldleistung (private Pflegeperson)
Stufe I   Bis zu € 205 pro Monat
Stufe II   Bis zu € 410 pro Monat
Stufe III   Bis zu € 665 pro Monat

Ist eine private Pflegeperson versichert, wenn sie im häuslichen Umfeld Pflege leistet?
Wenn eine Einstufung in eine Pflegestufe vorliegt, zahlt die Pflegeversicherung unter Umständen die Beiträge zur gesetzlichen Rentenversicherung. Die Pflegeperson ist während ihrer pflegerischen Tätigkeit auch unfallversichert.

Was passiert, wenn die privat organisierte Pflegeperson in Urlaub fahren möchte oder erkrankt?
Für längstens vier Wochen hat der Betroffene Anspruch auf eine Pflegevertretung im Gesamtwert von € 1.432. Diese kann er z. B. einsetzen, um für diese Zeit in einer Pflegeeinrichtung zu verbringen.

Kann ein Kranker auch einen Zuschuss erhalten, wenn er sich für die Aufnahme in einem Hospiz entscheidet?
Wenn ein Schwerstkranker nicht mehr zu Hause versorgt werden kann, übernehmen die Krankenkassen für die Aufnahme und Versorgung in einem Hospiz einen Zuschuss. Die Höhe des Zuschusses legen die Krankenkassen selber fest, sodass es sinnvoll ist, sich hier zu erkundigen.

Welche Pflegestufen gibt es und wann werden sie festgelegt?
Die Pflegestufen geben den Grad der Pflegebedürftigkeit an. Die Feststellung erfolgt durch den Medizinischen Dienst der Krankenkassen. Er prüft, wie sehr die Fähigkeit in einem bestimmten Bereich des täglichen Lebens eingeschränkt ist (oder sogar verloren gegangen sind) und wie hoch der Zeitaufwand der pflegerischen Leistung zur Übernahme dieser Leistung ist. Im Wesentlichen wird das Augenmerk auf vier Leistungsbereiche gelegt: Körperpflege, Ausscheidung, Ernährung, Mobilität und als ergänzender Punkt: die hauswirtschaftliche Versorgung.
Pflegestufe I (Pflegebedürftigkeit): Hilfebedarf bei mindestens zwei Verrichtungen pro Tag und 90 Minuten Zeitaufwand im Tagesdurchschnitt.
Pflegestufe II (Schwerpflegebedürftige): Hilfebedarf bei mindestens drei Verrichtungen pro Tag zu verschiedenen Tageszeiten und drei Stunden Zeitaufwand im Tagesdurchschnitt.
Pflegestufe III (Schwertspflegebedürftigkeit): Hilfebedarf rund um die Uhr, mindestens fünf Stunden Zeitaufwand im Tagesdurchschnitt.

Auf welche Verrichtungen beziehen sich die einzelnen Punkte?
Zum Bereich der Körperpflege und des Kleidens gehören das Waschen, Duschen, Baden, Zähneputzen, die Mundpflege, das Haare waschen, Kämmen, Rasieren, das An- und Auskleiden.
Zum Bereich der Ausscheidung gehört die Darm- und Blasenentleerung.
Zum Bereich der Mobilität gehört das selbstständige Aufstehen und Zubettgehen, Gehen, Stehen, Treppensteigen, Verlassen der Wohnung und das Wiederaufsuchen.
Zum Bereich der hauswirtschaftlichen Versorgung gehört das Einkaufen, Kochen, Reinigen der Wohnung, Spülen, Wechseln und Waschen der Wäsche und Kleidung sowie das Beheizen der Wohnung.

Wann kann eine Kur beantragt werden?
Je nachdem, welches Ziel eine Kur beim Betroffenen hat, muss zwischen Anschlussheilbehandlung und einer Nach- oder Festigungskur unterschieden werden.

Was ist eine Anschlussheilbehandlung und was muss dabei berücksichtigt werden?
Eine Anschlussheilbehandlung (AHB) ist eine Kur, die eine Wiederherstellung/ Rehabilitation eines angestrebten Zustandes erreichen soll. Wenn ein Kranker z. B. nach einer Operation wieder laufen lernen soll, so wäre eine Anschlussheilbehandlung sinnvoll. Der Antrag auf eine solche Kur muss schon während des Krankenhausaufenthaltes gestellt werden. Am besten wendet man sich hierzu an den Arzt oder den Sozialdienst.

Welche Voraussetzungen muss ein Betroffener für eine solche Kur erfüllen?
Der Betroffene sollte grundsätzlich mit öffentlichen Verkehrsmitteln anreisen können. Er muss die Körperpflege selbstständig durchführen und sich auf der Stationsebene selbstständig bewegen können.

Was ist eine Nachkur?
Im Gegensatz zur Anschlussheilbehandlung zielt die Nach- oder Festigungskur darauf ab, die körperlichen und seelischen Kräfte zu stabilisieren. Der Betroffene soll sein Allgemeinbefinden verbessern und die Fähigkeit zur Wiederaufnahme des Alltagslebens steigern können.

Wie oft kann ich eine solche Kur beantragen?
Normalerweise gewähren die zuständigen Kostenträger – Krankenkassen, Rentenversicherungsträger oder Sozialamt – eine Kur innerhalb des ersten Jahres nach Abschluss einer Erstbehandlung. Nach dieser ersten Kur kann der Antrag erst wieder nach vier Jahren gestellt werden. Eine Ausnahme besteht, wenn auftretende Metastasen oder Rückfälle erneute Behandlungen erfordern. Im Anschluss daran wäre eine Kur auch innerhalb der noch nicht abgelaufenen vier Jahre möglich.

Wer beantragt eine solche Kur?
Eine Nach- oder Festigungskur muss vom Betroffenen selbst beantragt werden. Hierzu sollte zunächst ein Gespräch mit dem Arzt stattfinden, der im Hinblick auf die individuelle Situation des Betroffenen am besten beraten kann (z. B. welche Kureinrichtung geeignet wäre oder welche Art von Kur am sinnvollsten ist).

Muss der Betroffene einen finanziellen Eigenanteil leisten?
Hier gibt es ganz unterschiedliche Regelungen, die vom Alter des Betroffenen, seinem Einkommen, der Art der Rehabilitationskur (ambulant oder stationär) abhängig sind. Es empfiehlt sich, den behandelnden Arzt oder die Kostenträger zu befragen.

Kann ein Schwerbehindertenausweis angefordert werden?
Wenn auf Grund einer Krebserkrankung eine langandauernde schwere Behinderung zu erwarten ist, kann ein Schwerbehindertenausweis angefordert werden. Ob man einen Schwerbehindertenausweis erhält und wie hoch der Grad der Behinderung ist, wird durch ein Gutachten geklärt. Auskünfte herzu geben die zuständigen Versorgungs- und Sozialämter.

Was passiert, wenn ich nicht mehr arbeiten gehen kann – bekomme ich dann automatisch kein Geld mehr?
In der Regel zahlt der Arbeitgeber in den ersten sechs Wochen das Gehalt weiter. Je nach Tarifvertrag werden auch längere Lohn- und Gehaltsfortzahlungen gewährt. Nach dieser Frist springt dann in den meisten Fällen die Krankenkasse mit Zahlung des Krankengeldes ein.

Wie ist die Höhe des Krankengeldes?
Die Höhe des Krankengeldes richtet sich nach dem vorher gezahlten Arbeitsentgelts. Das Krankengeld beträgt 70 Prozent des erzielten regelmäßigen Bruttoarbeitsentgeltes. Es darf jedoch 90 Prozent des Nettoarbeitsentgeltes nicht übersteigen. Aus dem Krankengeld werden Renten-, Arbeitslosen- und Pflegeversicherungsbeiträge geleistet.

Wie lange bekomme ich Krankengeld?
Wegen der gleichen Erkrankung kann längstens 78 Wochen innerhalb eines Zeitraums von 3 Jahren Krankengeld gezahlt werden. Nach diesen drei Jahren erneuert sich bei Wiederauftreten der gleichen Krankheit der Anspruch auf ebenfalls 78 Wochen, jedoch nur dann, wenn der Versicherte versichert ist und in der Zwischenzeit mindestens 6 Monate wegen dieser Krankheit nicht arbeitsunfähig war.

13. Tees und Behandlungstipps bei geringfügigen Beschwerden

Wie werden Tees zubereitet?

Auf diese Frage gibt es keine einfache Antwort, da einige Heilkräuter durch Aufkochen, andere durch Überbrühen und ziehen lassen und weitere durch Ansetzen mit kaltem Wasser ihre wirkenden Inhaltsstoffe abgeben. Im Zweifelsfall sollte der Apotheker befragt werden.

Tee bei vegetativen Störungen (Nervosität und Schlafstörungen)
20 g Melissenblätter
20 g Rosmarin
30 g Baldrianwurzel
30 g Johanniskraut

Abkochen: 1 Essl. der Zutaten und 1 Tasse Wasser ca. 5 Minuten abkochen lassen. Tee tagsüber schluckweise trinken.

Tees bei trockener Bronchitis (zur Schleimlösung)
10 g Huflattich
10 g Primelblüten
10 g Süßholzwurzel
120 g Alpenwegerich – oder Spitzwegerichkraut

Abkochen: 1 Essl. Tee und 1 Tasse Wasser 15 Minuten aufkochen und 15 Minuten ziehen lassen.
Ein- bis dreimal täglich eine Tasse warm und mit Honig gesüßt trinken.

10 g Eibischblätter
10 g Malvenblätter
10 g Steinkleekraut
10 g Kamilleblüten
10 g Leinsamen

Abkochen: 1 Essl. Tee und 1 Tasse Wasser abkochen. Täglich ein bis drei Tassen warm und mit Honig gesüßt trinken.

Tee gegen die fieberhafte Bronchitis
30 g Seifenkrautwurzel
10 g Veilchenwurzel
10 g Alpenwegerichkraut
10 g Lindenblüten
10 g Holunderblüten

Kaltauszug: 1 Essl. Tee mit 1 Tasse Wasser kalt aufsetzen, sechs bis acht Stunden ziehen lassen, kurz aufkochen. Ein- bis zweimal täglich 1 Tasse erwärmt trinken.

Tee gegen Magen-Darm-Störungen (Nervenberuhigung)
25 g Majorankraut
25 g Salbeiblätter
25 g Pfefferminzblätter
25 g Lavendelblüten

Aufguss: 1 Essl. Teemischung und 1 Tasse Wasser. Dreimal täglich 1 Tasse ca. 1/2 Stunde möglichst warm vor dem Essen trinken.

Bei Appetitmangel
10–15 g Hopfenzapfenpulver

Einnahme: 1 Messerspitze mit etwas heißem Wasser oder Tee 1/2 Stunde vor jeder Mahlzeit nehmen.

Tee bei Appetitmangel
20 g Fieberkleeblätter
20 g Tausendgüldenkraut
20 g Wermutkraut
40 g Pfefferminzblätter

Aufguss: 1 Teel. Tee und 1 Tasse Wasser.
Vor jeder Mahlzeit 1 Tasse trinken.

Tee bei einer chronischen Magenschleimhautentzündung
10 g Fenchelfrüchte
10 g Eibischwurzel
10 g Kamilleblüten
10 g Queckenwurzel
10 g Süßholzwurzel

Aufguss: 1 Teel. Kräuter mit einer Tasse Wasser.
Zwei- bis dreimal täglich 1 Tasse ca. 1/2 Stunde vor der Mahlzeit trinken.

Tee bei Darmkrämpfen
40 g Gänsefingerkraut
30 g Kamilleblüten
30 g Tormentillwurzel

Abkochen: 1 Essl. Teemischung und 1 Tasse Wasser abkochen.
Dreimal täglich 1 Tasse trinken.

Tee gegen Durchfall
20 g Baldrianwurzel
20 g Eichenrinde
20 g Eibischwurzel
20 g getrocknete Heidelbeeren
20 g Kamilleblüten

Aufguss: 1 Essl. Tee und 1 Tasse Wasser.
Dreimal täglich 1 Tasse trinken.

**Tee gegen eine Colitis (Dickdarmreizung oder -entzündung)
z. B. nach Bestrahlung**
5 g Arnikablüten
5 g Bärläppkraut
10 g Kamilleblüten
10 g Odermennigkraut
10 g Pfefferminzblätter
10 g Ackerschachtelhalm
10 g Süßholzwurzel
10 g Wermutkraut
15 g Eichenrinde
15 g Tormentillwurzel

Abkochen: 1 Essl. Tee und 1 Tasse Wasser.
Täglich 1–3 Tassen schluckweise trinken.

Tee gegen Obstipation (Verstopfung)
5 g Brennnesselkraut
5 g Queckenwurzel
10 g Faulbaumrinde
10 g Walnussblätter
10 g Erdrauchkraut
10 g Veilchenkraut

Kaltauszug: 1 Essl. Tee und 1 Tasse Wasser morgens ansetzen. Sud abends aufkochen und 1 Tasse warm trinken.

Tee gegen eine Blasenentzündung
20 g Birkenblätter
20 g Bärentraubenblätter
20 g Melissenkraut
20 g Süßholzwurzel
20 g Queckenwurzel

Kaltauszug: 1 Essl Tee und 1 Tasse Wasser.
Täglich ein bis drei Tassen leicht erwärmten Tee trinken.
Ebenfalls wirksam ist: Dreimal täglich eine Tasse Goldrutentee.

Tees bei Mundschleimhautentzündung
50 g Eichenrinde
50 g Tormentillwurzel

Abkochen: 1 Teel. Tee und 1 Tasse Wasser.

oder

30 g Kamilleblüten
15 g Salbeiblüten
5 g Arnikablüten

Aufguss: 1 Essl. Tee und 1 Tasse Wasser.
Mehrmals am Tag Mund umspülen.

Zum Pinseln der Mundschleimhaut:
10 ml Tormentilltinktur
10 ml Salbeitinktur

oder

10 ml Kamillen-Fluidextrakt
10 ml Salbei-Fluidextrakt

Gibt es auch Einzelextrakte für bestimmte Probleme?
Die Heilpflanzenkunde kennt zahlreiche Einzelsubstanzen für bestimmte Probleme. In der folgenden Tabelle sind sie mit ihrer jeweiligen Indikation aufgeführt.

Beschwerde	Heilpflanze	Anwendungsform	Zubereitung und Dosierung	Beachtung!
Appetitlosigkeit	Bitterwurz	Tee	Abkochung: $1/2$ Teel. zerkleinerte Wurzel auf 1 Tasse Wasser, 2 Min. kochen, ziehen lassen	$1/2$ Stunde vor dem Essen sollten alle appetitanregenden Mittel eingenommen werden
	Fieberklee	Tee	Aufguss: 1 Teel. getrocknete oder frische Blätter auf 1 Tasse Wasser, kalt ansetzen, bis zum Sieden erhitzen, ziehen lassen	jeweils 1 Tasse 15–30 Minuten vor dem Essen

	Kalmus	Tee	Aufguss: 2 Teel. zerkleinerte, geschälte Wurzel mit 1 Tasse kochendem Wasser übergießen, mindestens 15 Min. ziehen lassen, lauwarm trinken	Besonders geeignet für Kinder
	Tausendgüldenkraut	Tee	Aufguss: 1 Teel. getrocknetes oder frisches Kraut jeweils mit 1 Tasse kochendem Wasser überbrühen, ziehen lassen	Zwei- bis dreimal täglich 1 Tasse
Augenerkrankungen	Augentrost	Tee	Abkochung: 1 Teel. getrocknetes Kraut mit 1 Tasse kaltem Wasser aufsetzen, 2 Minuten kochen, etwas ziehen lassen,	Dreimal tägl. 1 Tasse
		Kompresse	1 Essl. getrocknetes Kraut auf $1/_2$ Liter Wasser, 10 Min. kochen, abkühlen lassen, lauwarme Kompressen (Watte, Kosmetikpads) auflegen	Empfehlenswert ist die gleichzeitige innerliche und äußerliche Anwendung
Blasenleiden	Bärentraube	Tee	Kaltauszug: 1–2 Teel. getrocknete Blätter mit 1 Tasse kochendem Wasser übergießen, je nach gewünschter Stärke 6– 12 Stunden stehen lassen, angewärmt trinken, zweimal tägl. 1 Tasse	Nicht für den Dauergebrauch geeignet – hoher Gerbstoffgehalt
	Goldrute	Tee	1 Teel. getrocknetes Kraut mit 1 Tasse kochendem Wasser überbrühen, nach 2–3 Minuten abseien, trinken	
Blutergüsse	Arnika	Umschlag	1 Essl. Arnikatinktur auf $1/_2$ Liter Wasser	Die kühlenden Umschläge häufig erneuern
	Ringelblume (Calendula)	Umschlag	1–2 Essl. Blumen oder Kraut mit $1/_2$ Liter kochendem Wasser übergießen, 15 Min. ziehen lassen. Herstellung von Tinktur: 1 Handvoll frische Blüten	Die kühlenden Umschläge häufig erneuern

			auf $^1/_2$ Liter Alkohol (70 %), in einem hellen Glasgefäß 2 Wochen an der Sonne stehen lassen, abfiltern	
	Steinklee	Umschlag	2 Essl. frisches oder getrocknetes Kraut auf $^1/_2$ Liter Wasser, 15 Min. kochen und dann ziehen lassen.	Die kühlenden Umschläge häufig erneuern
	Zaubernuss (Hamamelis)	Umschlag	1–2 Essl. Blätter und / oder Rinde auf $^1/_2$ Liter Wasser 15 Min. kochen, ziehen lassen	Die kühlenden Umschläge häufig erneuern, nicht trocknen lassen
Bronchitis und Husten	Huflattich	Tee	Aufguss: 1–2 Teel. Blüten und/oder Blätter mit 1 Tasse kochendem Wasser übergießen, ziehen lassen	Drei- bis viermal tägl. 1 Tasse mit Honig gesüßt und möglichst warm trinken
	Moos isländisches	Tee	Abkochung: 1 Teel. zerkleinerte Flechten auf 1 Tasse Wasser kalt aufsetzen, 3 Min. kochen, 10 Min. ziehen lassen	Morgens und abends 1 Tasse
	Anis	Tee	Aufguss: 1–2 Teel. Samen leicht quetschen, mit 1 Tasse kochendem Wasser übergießen, zugedeckt 15 Minuten ziehen lassen	Morgens und abends 1 Tasse
	Königskerze	Tee	Aufguss: 1–2 Teel. getrocknete Blüten mit 1 Tasse heißem Wasser übergießen, 10 Min. ziehen lassen	Zwei- bis dreimal täglich 1 Tasse warm, mit Honig gesüßt
	Spitzwegerich	Tee	Aufguss: 2 Teel. Blätter oder Kraut mit 1 Tasse kochendem Wasser übergießen, 10–15 Min. zugedeckt ziehen lassen	Zwei- bis dreimal täglich 1 Tasse warm, mit Honig gesüßt
	Süßholz	Tee	Abkochung: 1–2 Teel. zerkleinerte Wurzel auf 1 Tasse Wasser, 1 Minute	

			kochen, 10 Min. ziehen lassen	
	Thymian	Tee	Aufguss : 1–2 Teel. Blätter oder Kraut (frisch oder getrocknet) mit 1 Tasse kochendem Wasser überbrühen, zugedeckt 10 Minuten ziehen lassen	Dreimal täglich 1 Tasse
Durchfall	Blutwurz	Tee	Abkochen: 2–3 Teel. Wurzel auf eine Tasse Wasser, 5–10 Min. kochen	Mehrmals täglich 1 Tasse
	Frauenmantel	Tee	Abkochen: 1–2 Teel. Blätter oder Kraut mit 1 Tasse Wasser, 2 Min. kochen, ziehen lassen	Dreimal täglich 1 Tasse
	Heidelbeere	Tee	Abkochen: 3 Essl. getrocknete Heidelbeeren mit $1/2$ Liter Wasser übergießen, aufquellen lassen, 5 Min. kochen	Dreimal tägl. 1 Weinglas
Erkältung	Holunder	Tee	Aufguss: 2 Teel. getrocknete oder frische Blüten mit 1 Tasse kochendem Wasser übergießen, 10 Min. ziehen lassen, heiß trinken	Zweimal tägl. 1 Tasse
	Linde	Tee	Aufguss: 1 Teel. frische oder getrocknete Blüten mit einer Tasse kochendem wasser übergießen, 10 Min. ziehen lassen, sehr warm in kleinen Schlucken trinken	Zwei- bis dreimal tägl. 1 Tasse
Erschöpfung	Chinabaum	Tee	Abkochung: $1/2$ Teel. zerkleinerte Rinde auf eine Tasse Wasser, 5 Min. leicht kochen, ziehen lassen	Zweimal tägl. 1 Tasse
	Kalmus	Bad	100 g Wurzel mit 1 Liter Wasser 10 Min. kochen. Abgeseite Flüssigkeit dem Badewasser zusetzen	Badedauer 10–15 Minuten. Zwei- bis dreimal wöcentlich

Fieber	Mädesüß	Tee	Aufguss: 2 Teel. Blüten oder Kraut mit einer Tasse Wasser 2–3 Minuten kochen, ziehen lassen	Zweimal tägl. 1 Tasse
	Weide	Tee	Abkochung: 1 Teel. getrocknete Rinde auf 1 Tasse Wasser, kurz aufkochen, 15 Minuten ziehen lassen	Zweimal tägl. 1 Tasse
Hals-entzündung	Dost	Gurgellösung	2 Essl. Kraut mit $1/2$ Liter kochendem Wasser übergießen, zugedeckt 10 Minuten ziehen lassen	Mit dem warmen Tee gurgeln, drei- bis viermal täglich oder öfter
	Eibisch	Gurgellösung	Kaltauszug: 2–3 Teel. zerkleinerte Wurzel oder Blätter auf eine Tasse kaltes Wasser, 6–8 Stunden stehen lassen	häufig am Tag gurgeln
Kehlkopf-entzündung	Bibernelle	Tee	Aufguss: 1–2 Teel. zerkleinerte Wurzel mit 1 Tasse kaltem Wasser bis zum Sieden erhitzen, 15–20 Min. ziehen lassen	Zweimal tägl. 1 Tasse
	Salbei	Gurgellösung	Aufguss: 2 Essl. Blätter auf $1/2$ l Wasser bis zum Sieden erhitzen, zugedeckt 15 Min. ziehen lassen	Mit warmem Tee (evtl. Thermoskanne) öfter am Tag kräftig gurgeln
Mundschleim-hautent-zündung	Arnika	Mundspülung	Tinktur: 1 Teel. auf 1 Tasse warmes Wasser, Mund spülen, Flüssigkeit immer lange im Mund behalten	Drei- bis viermal täglich
	Blutwurz	Mundspülung	Tee: 2 Teel. zerkleinerte Wurzel mit 1 Tasse kaltem Wasser aufsetzen, 5 Min. kochen, 10 Min. ziehen lassen.	Mit warmem Tee Mund spülen, häufig wiederholen
Nieren- und Blasenleiden	Goldrute	Tee	Aufguss: 2–3 Teel. Kraut auf eine Tasse Wasser kalt aufsetzen, bis zum Sieden erhitzen, 10–15 Min. ziehen lassen	Zwei- bis viermal täglich 1 Tasse

Weiteres siehe Blasenleiden				
Schlafstörung, nervöse	Passions-blume	Tee	Aufguss: 1 Teel. Kraut mit einer Tasse kochendem Wasser übergießen, 15 Minuten ziehen lassen	Abends 1 Tasse
	Mohn, kalifornischer	Tee	Aufguss: 1–2 Teel. Kraut mit einer Tasse kochendem Wasser übergießen, 15 Min. ziehen lassen, abends eine Tasse	
	Melisse	Tee	Aufguss: 2–3 Teel. Blätter mit einer Tasse kochendem Wasser übergießen, zugedeckt 10 Min. ziehen lassen	Morgens und abends 1 Tasse
Übelkeit	Artischocke	Tee	Aufguss: 1–2 Teel. Blätter auf eine Tasse Wasser, kalt aufsetzen, bis zum Sieden erhitzen, 15 Min. ziehen lassen	nach Bedarf 1–2 Tassen warm

(vgl.: Heilpflanzen und ihre Kräfte, Lingen).

14. Wichtige Adressen

Wie finde ich Adressen von Institutionen oder Organisationen, die weiter-
führende Hilfe anbieten?
Beim Gesundheitsamt, bei den Krankenkassen, beim Medizinischen Dienst der
Krankenkassen sowie über das Internet sind Adressen erhältlich. Es gibt darüber
hinaus eine Vielzahl von Verbänden und Vereinigungen, die Krebserkrankten weiterhelfen können.

14.1 Allgemeine Adressen

Aktiv gegen Krebs (AGK) –
»Freude am Leben«
Geschäftsführerin Frau Claudia Rutt
Aachenerstraße 201–209
50931 Köln
Tel.: 02 21 / 9 40 28 11
(auch Vermittlung kostenloser
Schminkkurse für Frauen in und
kurz nach einer Chemotherapie)

Deutsche Krebshilfe
Thomas-Mann-Straße 40
53111 Bonn
Tel.: 02 28 / 72 99 00
www.krebshilfe.de

Deutsche Krebsgesellschaft e.V.
Hanauer Landstraße 194
60314 Frankfurt / Main
www.krebsgesellschaft.de

Gesellschaft für biologische Krebs-
abwehr
Postfach 102549
69015 Heidelberg
www.gfbk.de /

Gesellschaft zur Bekämpfung der
Krebskrankheiten, Nordrhein-West-
falen e.V. Johannes-Weyer-Straße 1,
40225 Düsseldorf
Tel.: 02 11 / 33 00 15
Fax: 02 11 / 9 34 88 33
www.krebsgesellschaft-nrw.de /

Krebsinformationsdienst (KID)
Im Neuenheimer Feld 280
69120 Heidelberg
Montag bis Freitag von 8 bis 20 Uhr
unter der Telefonnummer:
0 62 21 / 41 01 21
www.krebsinformations.de

Krebsberatungstelefon am Tumor-
zentrum Dresden e.V.
Tel.: 03 51 / 2 44 34

KID – Krebs-Informationsdienst
des deutschen Krebsforschungs-
zentrums
Tel.: 06 21 / 41 01 21

KREBS-HOTLINE des Tumorzen-
trums Freiburg am Klinikum der
Albert-Ludwig-Universität
Tel.: 07 61 / 2 70 60 60

Psychosoziale Krebsberatungsstelle der Deutschen Krebsgesellschaft e.V.
Gartenstraße 6
Postanschrift: Paul Ehrlich Straße 41
60596 Frankfurt/Main

14.2 Kontaktadressen in den einzelnen Bundesländern

Baden-Württemberg

Diakonische Bezirksstelle Böblingen
Psychosoziale Beratung für
Tumorkranke und Angehörige
Landhausstraße 58
71032 Böblingen
Tel.: 0 70 31 / 21 65 19

Staatl. Gesundheitsamt Esslingen
Beblingerstraße 2
73728 Esslingen
Tel.: 07 11 / 39 02-16 46

Psychosoziale Nachsorgeeinrichtung und Fortbildungsseminar
Chirurgische Univ.-Klinik Heidelberg
Im Neuenheimer Feld 155
69120 Heidelberg
Tel.: 0 62 21 / 56-27 27

Psychosoziale Krebsberatung
Gesundheitsamt Heilbronn
Uhlandstraße 12
74072 Heilbronn
Tel.: 0 71 31 / 99 46 19

Psychosoziale Beratungsstelle der AWO für Krebskranke und Angehörige
Kronenstraße 15
76133 Karlsruhe
Tel.: 07 21 / 35 00 70

Psychosoziale Beratungsstelle für Krebsnachsorge
Diakonisches Werk Karlsruhe
Stephanienstraße 98
76133 Karlsruhe
Tel.: 07 21 / 16 72 13 oder 16 70

Psychosoziale Beratungsstelle für Krebspatientinnen und -patienten sowie deren Angehörige
Mainaustraße 29
78464 Konstanz
Tel.: 0 75 31 / 58 17 35

AOK Allgäu-Oberschwaben
Sozialer Dienst
Welfenstraße 2
88212 Ravensburg
Tel.: 07 51 / 3 71-1 37 und -1 38

Beratungsstelle für Krebspatienten und Angehörige bei der AOK Reutlingen
Konrad-Adenauer-Straße 23
72762 Reutlingen
Tel.: 0 71 21 / 2 09-2 98 und -2 97

Krebsverband Baden-Württemberg
Adalbert-Stifter-Straße 105
70437 Stuttgart
Tel.: 07 11 / 8 48 26 91

KFS Krebsforum Stuttgart e.V.
Zentrum für Information, Schulung
und Therapieberatung
Sonnenbergstraße 120
70184 Stuttgart
Tel.: 07 11 / 24 13 40

Gesundheitsamt der Landeshauptstadt Stuttgart
Beratungsstelle für Tumorkranke
Bismarckstraße 3
70176 Stuttgart
Tel.: 07 11 / 2 16 47 72

Diakonisches Werk
Psychosoziale Krebsberatung
Kirchweg 3
97941 Tauberbischofsheim
Tel. 0 93 41 / 92 80-0

**Psychosozialer Dienst am Tumor-
zentrum Tübingen**
Herrenberger Straße 23
72070 Tübingen
Tel.: 0 70 71 / 2 98-70 53, -70 54

**Informations- und Beratungsstelle
für Krebskranke und Angehörige
am Gesundheitsamt**
Schwenninger Straße 2
78048 Villingen-Schwenningen
Tel.: 0 77 21 / 87 08-35

Bayern

**Beratungsstelle der Bayerischen
Krebsgesellschaft e.V.**
Klinkerberg 29 · 86152 Augsburg
Tel.: 08 21 / 15 71 32

**Beratungsstelle München der
Bayerischen Krebsgesellschaft e.V.
Außenstelle Traunstein**
Saaldorfstraße 20 · 83395 Freilassing

**Projekt Informationsbüro und
Kontaktstelle für krebskranke
Kindern und ihre Eltern der
Bayerischen Krebsgesellschaft e.V.**
Birkenweg 11
83395 Freilassing
Tel.: 0 86 54 / 47 96 41

**Beratungsstelle für psychosoziale
Krebsnachsorge**
BRK Fürth
Henri-Dunant-Straße 11
90762 Fürth
Tel.: 09 11 / 77 98 11 37

Bayerische Krebsgesellschaft e.V.
Maistraße 12/III
80337 München
Tel.: 0 89 / 53 11 75 oder 53 9525

Bayerische Krebsgesellschaft e.V.
Tumblinger Straße 4
80337 München
www.bayerische-krebsgesellschaft.de

**Krebsberatungsstelle für Betroffene
und ihre Angehörigen**
Seitzstraße 8
80538 München
Tel.: 0 89 / 23 73 27-6 und -8

Psychosoziale Krebsberatungsstelle
Bayerische Krebsgesellschaft e.V.
Zentrum Leben mit Krebs
Nymphenburger Straße 21 a
80335 München
Tel. 0 89 / 54 88 40 0
www.bayrische-krebsgesellschaft.de

**BAYER
Beratungs- und Betreuungsstelle
für Chronisch Kranke und ihre
Angehörigen**
Clemens-Högg-Haus
Glacisstraße 24 1/2
89231 Neu-Ulm
Tel.: 07 31 / 72 10 44

**Beratungsstelle der Bayerischen
Krebsgesellschaft e.V.**
Am Vogelgarten 10
90402 Nürnberg
Tel.: 09 11 / 4 95 33

**Beratungsstelle der Bayerischen
Krebsgesellschaft e.V.**
Bischof-Pilgrim-Straße 1
94032 Passau
Tel.: 08 51 / 53 00 22 68 ·

Psychosoziale Krebsberatungsstelle am Klinikum Passau
Bischof-Piligrim-Straße 1
94032 Passau
Tel.: 08 51 / 53 00 22 68

Psychosoziale Beratungsstelle der Bayerischen Krebsgesellschaft e.V.
Dr.-Martin-Luther-Straße 14
93047 Regensburg
Tel.: 09 41 / 5 99 97 83

Psychosoziale Onkologie
Klinikum Rosenheim
Pettenkoferstraße 10
83022 Rosenheim
Tel.: 0 80 31 / 36 37 67

Beratungsstelle Traunstein der Bayerischen Krebsgesellschaft e.V.
Kreiskrankenhaus Traunstein
Cuno-Niggel-Straße 3
83278 Traunstein
Tel.: 08 61 / 7 05 12 15

Beratungsstelle der Bayerischen Krebsgesellschaft e.V.
Grombühlstraße 29
97080 Würzburg
Tel.: 09 31 / 28 66 96

Berlin

Berliner Krebsgesellschaft e.V.
Robert-Koch-Platz 7
10115 Berlin

Gesundheitsamt Schöneberg
Nachgehende Krankenfürsorge
Beratungsstelle für Krebskranke
Erfurter Straße 8
10825 Berlin
Tel.: 0 30 / 78 76-21 57, -22 39

Bezirksamt Tiergarten
Abt. Gesundheit und Umweltschutz
Nachgehende Krankenfürsorge
Turmstraße 22
10559 Berlin
Tel.: 0 30 / 39 05-32 60, -32 61

Bezirksamt Köpenick von Berlin
Abt. Gesundheit und Umwelt
Nachgehende Krankenfürsorge
Salvador-Allende-Straße 2–8
12559 Berlin
Tel.: 0 30 / 65 19-0 80, -2 12

Bezirksamt Friedrichshain
– Gesundheitsamt –
Frankfurter Allee 35/37
10247 Berlin
Tel.: 0 30 / 23 24-46 76, -46 79

Bezirksamt Wilmersdorf – Beratungsstelle für Behinderte, Krebskranke und AIDS
Sigmaringer Straße 1
10713 Berlin
Tel.: 0 30 / 86 41-25 04, -22 59

Bezirksamt Steglitz von Berlin
Abt. Gesundheit und Soziales
Beratungsstelle für Behinderte,
Krebs-und AIDS-Kranke
Ges 12 II
Bergstraße 90 (Eingang Hofseite)
12169 Berlin
Tel.: 0 30 / 63 21-24 37

Bezirksamt Prenzlauer Berg
Nachgehende Krankenfürsorge
Prenzlauer Allee 90
10409 Berlin
Tel.: 0 30 / 42 40-47 88,
-47 89, -47 90

Bezirksamt Zehlendorf von Berlin
Abt. Soziales und Gesundheit
Beratungsstelle für Krebskranke
Potsdamer Straße 8
14163 Berlin
Tel.: 0 30 / 63 21-56 83, -57 35,
    -52 52, -56 60

Bezirksamt Reinickendorf
Abt. Gesundheitswesen/Gesundheits-
amt, Nachgehende Krankenfürsorge
Teichstraße 65 · 13407 Berlin
Tel.: 0 30 / 41 92-51 80, -51 81, -51 82

Gesundheitsamt Marzahn
Blumberger Damm 231
12687 Berlin
Tel.: 0 30 / 5 40 72-3 68, -3 72, -3 70

Bezirksamt Spandau von Berlin
Abt. Gesundheit und Umweltschutz
Nachgehende Krankenfürsorge
Carl-Schurz-Straße 17
13597 Berlin
Tel.: 0 30 / 33 03-25 58, -25 50, -32 56

Bezirksamt Kreuzberg von Berlin
Nachgehende Krankenfürsorge
Beratungsstelle für Krebskranke
Müllenhoffstraße 17
10967 Berlin
Tel.: 0 30 / 25 88-44 57, -45 58, -45 59

Bezirksamt Pankow von Berlin
Beratungsstelle für Behinderte und
Krebskranke
Grunowstraße 8–11 · 13187 Berlin
Tel.: 0 30 / 48 83-28 09, -28 10, -28 12

**Psychosoziale Beratungsstelle für
Krebskranke und Angehörige**
– Selbsthilfe Krebs e.V. –
Albrecht-Achilles-Straße 65
10709 Berlin
Tel.: 0 30 / 8 91 40 49

Bezirksamt Tempelhof
Abt. Gesundheit und Umweltschutz
Nachgehende Krankenfürsorge
Rathausstraße 27
12105 Berlin
Tel.: 0 30 / 75 60-73 45

Bezirksamt Charlottenburg
Abt. Gesundheit und Umweltschutz
Nachgehende Krankenfürsorge
Wilmersdorfer Straße 98/99
10629 Berlin
Tel.: 0 30 / 8 84 36-2 68, -2 24

Bezirksamt Treptow von Berlin
Gesundheitsamt
Nachgehende Krankenfürsorge
Rudower Chaussee 4
12489 Berlin
Tel.: 0 30 / 67 01-24 28, -21 58, -23 76

Bezirksamt Weißensee
Nachgehende Krankenfürsorge
Berliner Allee 252–260
13088 Berlin
Tel.: 0 30 / 96 79-23 53, -23 52

Bezirksamt Hellersdorf von Berlin
Abt. Gesundheitswesen –
Gesundheitsamt
Nachgehende Krankenfürsorge
Etkar-André-Straße 8
12619 Berlin
Tel.: 0 30 / 56 07-3 36, -3 37,
    -3 50, -3 51

Bezirksamt Wedding von Berlin
Abt. Soziales und Gesundheit
Nachgehende Krankenfürsorge
Seestraße 49, 1. Etage
13353 Berlin
Tel.: 0 30 / 45 75-61 25, -61 28

Bezirksamt Neukölln – Innenbezirk –
Nachgehende Krankenfürsorge
Beratungsstelle für Krebskranke
Falkstraße 27
12053 Berlin
Tel.: 0 30 / 68 09-20 77

Bezirksamt Hohenschönhausen von Berlin
Abt. Gesundheitswesen
Nachgehende Krankenfürsorge
Matenzeile 26 · 13051 Berlin
Tel.: 0 30 / 98 20-75 42, -76 66

Bezirksamt Lichtenberg von Berlin
Gesundheitsamt
Franz-Jacob-Straße 10
10369 Berlin
Tel.: 0 30 / 55 04 51-22, -23, -24
www.berlin.de /home /Land/BAs/Lich
tenberg/Abteilung3/beratstelle_behin

Bezirksamt Mitte von Berlin
Abt. Umwelt und Gesundheit –
Beratungsstelle für Krebskranke und
andere Chronischkranke
Luisenstraße 45
10117 Berlin
Tel.: 0 30 / 2 83 96-1 14, -1 15

Brandenburg

**Gesundheitsamt Landkreis
Oder-Spree
Geschwulstberatungsstelle**
Breitscheidstraße 7
15848 Beeskow
Tel.: 0 33 64 / 5 65 57

**Gesundheitsamt
Potsdam-Mittelmark**
Puschkinstraße 3
14806 Belzig
Tel.: 03 38 41 / 9 13 06

**Stadt Brandenburg
– Gesundheitsamt**
Behindertenberatungsstelle
Neuendorfer Straße 89
14770 Brandenburg an der Havel
Tel.: 0 33 81 / 58 53-35 und -33

**Gesundheitsamt Landkreis
Teltow-Fläming**
Sozialmedizinischer Dienst
Beratungsstelle für Behinderte
Trebbiner Straße 30 b
14943 Luckenwalde
Tel.: 0 33 71 / 68 92 45

**Beratungsstelle für nachgehende
Krankenfürsorge – Onkologie –**
Gesundheitsamt
Neustädter Straße 44
16816 Neuruppin
Tel.: 0 33 91 / 68 82 54

Landkreis Oberhavel
Gesundheitsamt Gesundheitsfürsorge
und -beratung
Havelstraße 29
16515 Oranienburg
Tel.: 0 33 01 / 37 30 oder 34 12

**Brandenburgische Krebsgesellsch.
e.V.**
Heinrich-Mann-Allee 103
Haus 16
14473 Potsdam
Tel.: 03 31 / 86 48 06

**Gesundheitsamt Rathenow
Behinderten- und Geschwulstkran-
kenberatungsstelle**
Geschwister-Scholl-Straße 7
14712 Rathenow
Tel.: 0 33 85 / 55 16-38

Gesundheitsamt Senftenberg
Joachim-Gottschalk-Straße 22
01968 Senftenberg
Tel.: 0 35 73 / 70 69 25

Bremen

**Bremer Krebsgesellschaft e.V. –
Landesverband Bremen e.V.**
Am Schwarzen Meer 101–105
28205 Bremen
Tel.: 04 21 / 4 9192 22

**Beratungsstelle der Deutschen
Krebsgesellschaft – LV Bremen e.V.**
Am Schwarzen Meer 101–105
28205 Bremen
Tel.: 04 21 / 4 91 92 22

Leben mit Krebs e.V.
Krebsberatungsstelle
Kurfürstenstraße 4
27568 Bremerhaven
Tel.: 04 71 / 94 18 90 00

Hamburg

Hamburger Krebsgesellschaft e.V.
Martinistraße 40 · 20251 Hamburg
Tel.: 0 40 / 4 60 42 22

Krebsberatungsdienst der Hamburger Krebsgesellschaft e.V.
Martinistraße 40
20251 Hamburg
Tel.: 0 40 / 4 60 42 22
www.hamburger-krebsgesellschaft.de

**Psychologische Beratungsstelle für
Tumorkranke im Onkologischen
Schwerpunkt**
Lohmühlenstraße 5, Haus W
20099 Hamburg
Tel.: 0 40 / 28 90-34 80, -34 81

Nachsorge-Einrichtung für Tumorkranke e.V.
Fuhlsbüttler Straße 401
22309 Hamburg
Tel.: 0 40 / 6 31-00 03, -15 46

**Psychosoziale Beratungsstelle für
Krebskranke und Angehörige**
AWO-Landesverband Hamburg e.V.
Rothenbaumchaussee 44
20148 Hamburg
Tel.: 0 40 / 41 40 23-30

Hessen

Beratungsstelle Waldeck-Frankenberg
Gustav-Gröner-Allee 2
34537 Bad Wildungen-Reinhardshausen
Tel.: 0 56 21 / 70 51 93

Leben mit Krebs e.V.
Kontakt- und Beratungsstelle
Kurt-Schumacher-Straße 2
34117 Kassel
Tel.: 05 61 / 10 76 70

**Gesellschaft für Inkontinenzhilfe
e.V.**
Friedrich-Ebert-Straße 124
35313 Kassel
Tel.: 05 61 / 78 06 04

Psychosoziale Krebsberatungsstelle
Deutsche Krebsgesellschaft e.V.
Hanauer Landstraße 194
60314 Frankfurt
Tel.: 0 69 / 63 00 96-0

Hessische Krebsgesellschaft e.V.
Heinrich-Heine-Straße 44–46
35039 Marburg
Tel.: 0 64 21 / 6 33 24

Leben mit Krebs Marburg e.V.
Psychosoziale Beratungsstelle für
Krebsbetroffene und Angehörige
Am Glaskopf 21
35039 Marburg
Tel.: 0 64 21 / 16 26 25

**Erika Pitzer-Krebsberatungsstelle
der Deutschen Krebsgesellschaft
e.V., Bad Soden-Salmünster für den
Main-Kinzig-Kreis**
Parkstraße 7–9
63628 Bad Soden-Salmünster
Tel.: 0 60 56 / 9 14 20

Mecklenburg-Vorpommern

Gesundheitsamt Bützow
Am Ausfall 45 · 18246 Bützow
Tel.: 0 38 43 / 75 55 30

Gesundheitsamt Güstrow
Onkologische Beratungsstelle
Franz-Parr-Platz 6
18273 Güstrow
Tel.: 0 38 43 / 75 55 30

Gesundheitsamt Ludwigslust
Geschwulstberatung
Techentiner Weg 1 d
19288 Ludwigslust
Tel.: 0 38 74 / 57 23 78

**Gesundheitsamt Parchim
– Sozialer Dienst –**
Am Buchholz 11
19370 Parchim
Tel.: 0 38 71 / 7 53 52

Gesundheitsamt Pasewalk
Beratungsstelle für Krebskranke
Löcknitzer Straße 1
17309 Pasewalk
Tel.: 0 39 73 / 21 02 88

**Hansestadt Rostock –
Gesundheitsamt**
Onkologische Beratungsstelle
St.-Georg-Straße 109
18055 Rostock
Tel.: 03 81 / 3 81 53 17

Gesundheitsamt Salzwedel
Beratungsstelle für chronisch Kranke
Karl-Marx-Straße 30 / Ärztehaus
29410 Salzwedel
Tel.: 0 39 01 / 8 40-5 77
Deutsche Krebsgesellschaft e.V.

**Landesverband Mecklenburg-Vor-
pommern e.V. Klinikum Schwerin,
Klinik für Chirurgie**
Wismarsche Straße 397
19049 Schwerin
Tel.: 03 85 / 5 20 20 61

Gesundheitsamt Schwerin
Zum Bahnhof 5–7
19055 Schwerin
Tel.: 03 85 / 55 93 62

Gesundheitsamt Stralsund
Geschwulstnachsorge
Knieperdamm 3 a
18435 Stralsund
Tel.: 0 38 31 / 37 94 13

Gesundheitsamt Wismar
Onkologische Beratungsstelle
Vogelsang 3 · 23952 Wismar
Tel.: 038 41 / 26 24 35

Niedersachsen

Psychosoziale Krebsberatung
Caritas-Verb. im Kreis Wesermarsch
e.V.
Hafenstraße 7 · 26919 Brake
Tel.: 0 44 01 / 85 92 00

**Verein Krebsnachsorge Braun-
schweig e.V.**
Beratungsstelle für Krebserkrankte
Hagenmarkt 2
38100 Braunschweig
Tel.: 05 31 / 1 46 89

Arbeitsgemeinschaft Krebsfürsorge
Beratungsstelle
Neue Straße 45 (AOK)
27432 Bremervörde
Tel.: 0 47 61 / 8 51 13

**Beratungsstelle für Krebserkrankte
und Angehörige**
Mestwartstraße 15
29221 Celle
Tel.: 0 51 41 / 21 77 66

Krebsberatung
Haus der Sozialarbeit
Grimsehlstraße 10
37574 Einbeck
Tel.: 0 55 61 / 34 72

**Psychosoziale Krebsberatung am
Beratungszentrum der AWO**
Oldaustraße 32
38518 Gifhorn
Tel.: 0 53 71 / 5 40 92

**Marie-Anger-Stiftung e.V.
Hilfe und Selbsthilfe bei schweren
Erkrankungen**
Ritterstraße 13
31785 Hameln
Tel.: 0 51 51 / 4 49 22

Nieders. Krebsgesellschaft e.V.
Königstraße 27
30175 Hannover
Tel.: 05 11 / 3 88 52 62

**Beratungsstelle für Krebskranke
und Angehörige**
Plathnerstraße 51
30175 Hannover
Tel.: 05 11 / 2 83 45 49

**Beratungsstelle für Krebskranke
und Angehörige**
Teichstraße 7
31141 Hildesheim
Tel.: 0 51 21 / 179 00 19

**Beratungsstelle für Krebsbetroffene
und Angehörige**
Carl-Schütte-Straße 6
31582 Nienburg
Tel.: 0 50 21 / 35 00

Psychosoziale Krebsberatung
Caritasverband im Kreis Wesermarsch
e.V. – Außenstelle von Brake –
Viktoriastraße 16
26954 Nordenhamm
Tel.: 0 47 31 / 2 14 81

**Beratungsstelle für Krebsbetroffene
und Angehörige**
AWO Bezirksverband Weser-Ems e.V.
Veldhauser Straße 179
48527 Nordhorn
Tel.: 0 59 21 / 3 26 34

**Gesundheitsamt der Stadt Olden-
burg**
Krebsberatung
Rummelweg 16/18
26122 Oldenburg
Tel.: 04 41 / 2 35 86 54

**Beratungsstelle für Krebsbetroffene
und Angehörige**
Johannisstraße 37/38
49074 Osnabrück
Tel.: 05 41 / 181 80 80

Psychosoziale Krebsnachsorge
DRK-Kreisverband Salzgitter
Smeewinkel 5
38226 Salzgitter
Tel.: 0 53 41 / 83 08 50

Krebsnachsorge Stade
Lebens- und Sozialberatung für
Krebspatienten e.V.
Harsefelderstraße 8
21680 Stade
Tel.: 0 41 41 / 6 77 44 und 6 04-0

**Gesundheitsamt Landkreis
Schaumburg**
Probsthäger Straße 6
31655 Stadthagen
Tel.: 0 57 21 / 97 58-0

**Psychosoziale Beratungsstelle des
Onkologischen Arbeitskreises**
Walsrode e.V.
Sunderstraße 15
29664 Walsrode
Tel.: 0 51 61 / 7 29 90

**Beratungsstelle für Krebsbetroffene
und deren Angehörige**
Papingastraße 31
26386 Wilhelmshaven
Tel.: 0 44 21 / 1 35 95

Nordrhein-Westfalen

**Gesellschaft zur Bekämpfung der
Krebskrankheiten des Landes
Nordrhein-Westfalen e.V.**
Johannes-Weyer-Straße 1
40225 Düsseldorf
Tel.: 02 11 / 33 00 15

**Krebsberatung und Kontaktstelle
für Selbsthilfegruppen in der
Krebsnachsorge**
Holzgraben 10
52062 Aachen
Tel.: 02 41 / 47 48 80
Fax: 02 41 / 4 74 88 20

**Krebsberatungsstelle Arbeiter-
Samariter-Bund**
– Außenstelle von 50374 Erftstadt –
Krankenhaus Bergheim
50126 Bergheim
Tel.: 0 22 35 / 46 19 65 (Erftstadt)

Arbeiterwohlfahrt
Psychosoziale Krebsberatung
Detmolder Straße 280
33605 Bielefeld
Tel.: 05 21/ 9 21 64 31
Fax: 05 21/ 9 21 61 50

**Psychosoziale Beratungsstelle und
Selbsthilfegruppe**
Annastraße 27
44793 Bochum
Tel.: 02 34 / 68 10 20
Fax: 02 34 / 68 33 24

**Psychosoziale Beratungsstelle des
Tumorzentrums Bonn e. V.**
Sigmund-Freud-Straße 25
53127 Bonn
Tel.: 02 28 / 29 91 61
Fax: 02 28 / 9 28 88 27

Gesundheitsamt – 53
Beratungsstelle für Krebskranke
Gladbecker Straße 66
46215 Bottrop
Tel.: 0 20 41/ 7 03 35 31 oder 70 30
Fax: 0 20 41/ 70 38 11

Krebsberatungsstelle in den Räumen der KKH
– Außenstelle von 50374 Erftstadt –
Bönningergasse 21–25
50321 Brühl
Tel.: 0 22 32 / 94 13 64

Krebsberatungsstelle des Tumorzentrums Münsterland e.V.
– Außenstelle –
Marienring 27
48653 Coesfeld
Tel.: 0 25 41 / 94 92-0

Beratungsstelle für psychosoziale Krebsnachsorge der Ev. Familienbildungsstätte
Wiesenstraße 5
32756 Detmold
Tel.: 0 52 31 / 9 76 68 30
Fax: 0 52 31 /- 9 76 68 98

Evangelische Familienbildungsstätte
Psychosoziale Krebsberatung
Gutenbergstraße 20
32756 Detmold
Tel.: 0 52 31 / 2 60 35

Krebsberatungsstelle des Tumorzentrums Münsterland e.V.
– Außenstelle –
Vollenstraße 10
48249 Dülmen
Tel.: 0 25 94 / 92 14 81

Krebsberatungsstelle des ASB Landesverband NW
Am Hahnacker 1
50374 Erftstadt
Tel.: 0 22 35 / 46 19 65
Fax: 0 22 35 / 4 57 92

Psychosozialer Dienst
Universitätsklinikum Essen
Innere Klinik (Tumorforschung)
Hufelandstraße 55
45122 Essen
Tel.: 02 01 / 7 23-41 18, -41 77, -22 86

Psychosoziale Beratungsstelle für Krebsbetroffene beim Deutschen Roten Kreuz
Im Sundern 15
48881 Gelsenkirchen
Tel.: 02 09 / 98 38 30
Fax: 02 09 / 9 83 83 55

Krebsberatungsstelle des Tumorzentrums Münsterland e.V.
– Außenstelle –
Lindenstraße 29
48268 Greven

Beratungsstelle für Tumorerkrankte und deren Angehörige
Lindenstraße 5
50354 Hürth
Tel.: 0 22 33 / 9 42 72 30 / 31
Fax: 0 22 33 / 9 42 72 40

Psychosoziale Krebsnachsorge DRK-Hagen
Feithstraße 36
58095 Hagen
Tel.: 0 23 31 / 5 50 65

Psychosoziale Krebsnachsorge
DRK-Familienbildungswerk
Benrather Straße 49 a
40721 Hilden
Tel.: 0 21 03 / 5 56 28

Beratungsstelle für Tumorerkrankte und deren Angehörige
Lindenstraße 5
50354 Hürth
Tel.: 0 22 33 / 9 42 72-30

Krebs-Initiative-Köln k.i.k.
Neuenhöfer Allee 17
50937 Köln
Tel.: 02 21 /4 68 01 31
Fax: 02 21 / 4 68 05 91

**kik
krebs-initiative köln e.v.**
Neuenhöfer Allee 17
50937 Köln
Tel.: 02 21 / 4 68 01 31

**Beratungsstelle für Krebsbetroffene
Interessengemeinschaft der Krebs-
nachsorge**
Mühlenstraße 42
47798 Krefeld
Tel.: 0 21 51 / 60 23 33
Fax: 0 21 51 / 61 50 78

**Beratungsstelle für Krebsbetroffene
e. V.**
– help –
Schulstraße 34
51373 Leverkusen
Tel.: 02 14 / 4 44 70

**Psychosoziale Krebsberatungsstelle
und Kontaktstelle in der Krebsnachsorge**
Simeonstraße 19
32423 Minden
Tel.: 05 71 / 8 28 02 18
Fax: 05 71 / 8 28 02 69

**Krebsberatungsstelle des Tumor-
zentrums Münsterland**
Gasselstiege 13
48159 Münster
Tel.: 02 51 / 52 33 38
Fax: 02 51 / 52 25 85
www.krebsberatung-muenster.de

**Beratungsstelle für Tumorkranke
im Gesundheitsamt**
Aldegrever Straße 10–14
33102 Paderborn
Tel.: 0 52 51 / 3 08-2 53, -2 54

**Krebsberatungsstelle Arbeiter-
Samariter-Bund**
– Außenstelle von 50374 Erftstadt –
Hackenbroicher Straße 16
50529 Pulheim
Tel.: 0 22 35 / 46 19 65 (Erftstadt)

**Caritas Verband für den Rhein-
Sieg-Kreis**
Psychosoz. Krebsnachsorge
Grimmelsgasse 32
53721 Siegburg
Tel.: 0 22 41 / 12 09 33
Fax: 0 22 41/ 1 20 91 61

**Krebsberatungsstelle des Tumor-
zentrums Münsterland e.V.**
– Außenstelle –
Emsdettenerstraße 6
48565 Steinfurt
Tel.: 0 25 52 / 9 39 20

**Arbeitsgemeinschaft für psychoso-
ziale Krebsberatung e.V.**
Hofkamp 131
42103 Wuppertal
Tel.: 02 02 / 45 64 44

Rheinland-Pfalz

**Beratungsstelle der Krebsgesell-
schaft Rheinland-Pfalz e.V.**
Westpfalzklinikum Kaiserslautern
W-Bau, 9. Stock, Zimmer 909
Helmut-Harter-Straße 1
67655 Kaiserslautern
Tel.: 06 31 / 3 11 08 30

Krebsgesellschaft Rheinland-Pfalz e.V.
Schlossstrasse 8
56068 Koblenz
Tel.: 02 61 / 3 10 47 oder -48

Beratungsstelle der Krebsgesellschaft Rheinland-Pfalz e.V.
Kirchplatz 3
67065 Ludwigshafen-Mundenheim
Tel.: 06 21 / 57 85 72

Psychosozialer Beratungsdienst am Tumorzentrum Rheinland-Pfalz
Am Pulverturm 13
55131 Mainz
Tel.: 0 61 31 / 17 30 03 und 17 46 01

Beratungsstelle der Krebsgesellschaft Rheinland-Pfalz e.V.
Krahnenstraße 1
54290 Trier
Tel.: 06 51 / 4 05 51

Saarland

Landesverband für Krebsbekämpfung und Krebsforschung im Saarland e.V.
Caritasklinik St. Theresia, Abteilung
Klinische Onkologie
Rheinstraße 2
66113 Saarbrücken

Psychosoziale Krebsnachsorge DRK-Landesverband Saarland
Wilhelm-Heinrich-Straße 7–9
66117 Saarbrücken
Tel.: 06 81 / 5 80 06 34

Psychosoziale Krebsnachsorge
DRK-Kreisverband Saarlouis
Kaiser-Wilhelm-Straße 10
66740 Saarlouis
Tel.: 0 68 31 / 4 21 51

Sachsen

Gesundheitsamt Bautzen
Tumorberatungsstelle
Wallstraße 5
02625 Bautzen
Tel.: 0 35 91 / 48 64 10

Landratsamt Leipziger Land – Gesundheitsamt
Onkologischer Beratungsdienst
Pawlowstraße 56
04552 Borna
Tel.: 0 34 33 / 24 15 16

Gesundheitsamt Chemnitz/Stadt
Psychosoziale Beratungsstelle
für Tumorpatienten
Rathausstraße 12
09111 Chemnitz
Tel.: 03 71 / 4 88 53 83

Gesundheitsamt Döbeln
Mastener Straße 15
04720 Döbeln
Tel.: 0 34 31 / 74 21 02

Psychosoziale Beratung am Tumorzentrum Dresden
Löscherstraße 18
01309 Dresden
Tel.: 03 51 / 3 17 73 04
Krebsberatungstelefon
Tel.: 03 51 / 3 17 73 00

Gesundheitsamt Dresden
Beratungsstelle für Tumorkranke
und Angehörige
Braunsdorfer Straße 13
01159 Dresden
Tel.: 03 51 / 4 24 03 66

144

Gesundheitsamt Dresden
– Hauptsitz –
Beratungsstelle für Tumorkranke
und Angehörige
Holbeinstraße 58
01307 Dresden
Tel.: 03 51 / 4 59 38 31 und 4 42 61 15

Onkologische Betreuungsstelle im
Gesundheitsamt
Kranoldstraße 15, Haus IV
04838 Eilenburg
Tel.: 0 34 23 / 66 32 72

Gesundheitsamt Glauchau
Psychosoziale Beratungsstelle für
Tumorkranke
Chemnitzer Straße 29
08362 Glauchau
Tel.: 0 37 63 / 4 56 31

Gesundheitsamt Görlitz Stadt
Onkologische Beratungsstelle
Reichertstraße 112
02826 Görlitz
Tel.: 0 35 81 / 67 23 39

Gesundheitsamt des Muldental-
kreises
Leipziger Straße 42
04668 Grimma
Tel.: 0 34 37 / 98 45 58

Gesundheitsamt Kamenz
Beratungsstelle für Tumorpatienten
Feigstraße 13 a
01917 Kamenz
Tel.: 0 35 78 / 36 11 34

Landratsamt Leipziger Land
Gesundheitsamt Geithain
Onkologischer Beratungsdienst
Robert-Koch-Straße 8
04643 Geithain
Tel.: 03 43 41 / 6 03 60-3 71

Gesundheitsamt Leipzig
Friedrich-Ebert-Straße 19 a
04109 Leipzig
Tel.: 03 41 / 1 23 67 55

Psychosoziale Beratungsstelle für
Tumorpatienten und Angehörige
Riemannstraße 32
04107 Leipzig
Tel.: 0341 / 97 15 407
www.uni-leipzig.de/~ifas/beratung/
home.html

Psychosoziale Beratungsstelle für
Tumorkranke des Mittleren Erz-
gebirgskreis
Gesundheitsamt
Obere Bahnhofstraße 7
09496 Marienberg
Tel.: 0 37 35 / 66 35 35

Gesundheitsamt Meißen
Psychosoziale Krebsberatung
Dresdner Straße 25
01662 Meißen
Tel.: 0 35 21 / 72 56 16

Gesundheitsamt Mittweida
Onkologie
Am Landratsamt 3
09648 Mittweida
Tel.: 0 37 27 / 95 02 52

Landratsamt Leipziger Land
Gesundheitsamt Mölkau
Onkologischer Beratungsdienst
Chemnitzer Straße 7
04557 Mölkau
Tel.: 03 41 / 12 64-6 21

Gesundheitsamt Oschatz
Fr.-Naumann-Promenade 9
04758 Oschatz
Tel.: 0 34 35 / 98 43 09

145

Gesundheitsamt Pirna
Sozialmedizinischer Dienst
Ernst-Thälmann-Platz 1
01796 Pirna
Tel.: 0 35 01 / 51 58 26

**Psychosoziale Beratungsstelle
für Tumorpatienten und deren
Angehörige**
Gesundheitsamt Plauen
Unterer Graben 1 · 08523 Plauen
Tel.: 0 37 41 / 2 91 26 03

Gesundheitsamt Torgau
Puschkinstraße 2 · 04860 Torgau
Tel.: 0 34 21 / 72 21 29

Sächsische Krebsgesellschaft e.V.
Werdauer Straße 48
08056 Zwickau
Krebsberatungsstelle und
Sorgentelefon
Tel.: 03 75 / 28 14 05

**Psychosoziale Kontakt- und Bera-
tungsstelle für Tumorkranke und
Behinderte**
Max-Müller-Straße 2
02763 Zittau
Tel.: 0 35 83 / 51 23-23 oder -40

**Stadtverwaltung Zwickau –
Gesundheitsamt**
SG Onkologische Fürsorge
Hauptstraße 18–20
08056 Zwickau
Tel.: 03 75 / 83 53 80

Sachsen-Anhalt

Gesundheitsamt Dessau
Onkologische Beratungsstelle
Wallstraße 21
06844 Dessau
Tel.: 03 40 / 2 04 18 53

**Deutsche Krebsgesellschaft Landes-
verband Sachsen-Anhalt e.V.**
Braunschweiger Bogen 24
06126 Halle
Tel.: 03 45 / 66 81 36

Gesundheitsamt Köthen
Sozialpsychiatrische Beratungsstelle
Siebenbrunnenpromenade 31
06366 Köthen
Tel.: 0 34 96 / 42 15 28

Gesundheitsamt Magdeburg
Beratung chronisch Kranker,
Krebskranker und Behinderter
Lübecker Straße 32
39124 Magdeburg
Tel.: 03 91 / 5 40 60-72 und -73

Magdeburger Krebsliga e.V.
Kontakt- und Beratungsstelle
Gerhardt-Hauptmann-Straße 35
39108 Magdeburg
Tel.: 03 91 / 6 71 73 94

Gesundheitsamt Quedlinburg
Psychosozialer Dienst
Schmale Straße 13
06484 Quedlinburg
Tel.: 0 39 46 / 70 93 98

Schleswig-Holstein

Psychosoziale Krebsnachsorge
DRK-Kreisverband Ostholstein
Waldstraße 6
23701 Eutin
Tel.: 0 45 21 / 80 03-24

Psychosoziale Krebsnachsorge
DRK-Kreisverband Flensburg-Stadt
Schleswiger Straße 30–32
24941 Flensburg
Tel.: 04 61 / 14 04 60-0

Psychosoziale Krebsnachsorge
DRK-Kreisverband Dithmarschen
Hamburger Straße 3
25746 Heide
Tel.: 04 81 / 90 20

Psychosoziale Krebsnachsorge
DRK-Kreisverband Nordfriesland
Industriestraße 9
25813 Husum
Tel.: 0 48 41 / 7 30 26

Psychosoziale Krebsnachsorge
DRK-Kreisverband Steinburg
Bahnhofstraße 11
25524 Itzehoe
Tel.: 0 48 21 / 67 90-0

**Schleswig-Holsteinische Krebs-
gesellschaft e.V.**
Flämische Straße 6–10
24103 Kiel
Tel.: 04 31 / 9 60 12

Psychosoziale Krebsnachsorge
DRK-Kreisverband Kiel
Blocksberg 23
24103 Kiel
Tel.: 04 31 / 59 00 80

**Psychosoziale Nachsorge
am Tumorzentrum**
Niemannsweg 4
24105 Kiel
Tel.: 04 31 / 5 97 29 13

**Psychosoziale Beratungsstelle zur
Krebsnachsorge**
Caritas-Verband Lübeck e.V.
Fegefeuer 2
23552 Lübeck
Tel.: 04 51 / 7 99 46 01

Psychosoziale Krebsnachsorge
DRK-Kreisverband Neumünster
Schützenstraße 14–16
24534 Neumünster
Tel.: 0 43 21 / 41 91-0

Psychosoziale Krebsnachsorge
DRK-Kreisverband Pinneberg
Bismarckstraße 45 · 25421 Pinneberg
Tel.: 0 41 01 / 50 03-0

Psychosoziale Krebsnachsorge
DRK-Kreisverband Plön
Rodomstorstraße 103 · 24306 Plön
Tel.: 0 45 22 / 7 47 90

Psychosoziale Krebsnachsorge
DRK-Kreisverband Herzogtum
Lauenburg
Am Rensemoor 3
23909 Ratzeburg
Tel.: 0 45 41 / 86 44 01

Psychosoziale Krebsnachsorge
DRK-Kreisverband Rendsburg-
Eckernförde
Am Holstentor 8–10
24768 Rendsburg
Tel.: 0 43 31 / 50 51 und 50 52

Psychosoziale Krebsnachsorge
DRK-Kreisverband Schleswig-
Flensburg
Lutherstraße 2a · 24837 Schleswig
Tel.: 0 46 21 / 81 90

Thüringen

**Psychosoziale Beratungsstelle
des Tumoszentrums Gera e.V.
am Klinikum der Stadt Gera**
Straße des Friedens 122
07548 Gera
Tel.: 03 65 / 8 28-21 75 oder -89 48

Gesundheitsamt Gotha
Soziale Beratungsstelle
Eisenacher Straße 3
99867 Gotha
Tel.: 0 36 21 / 2 14-6 34 und -6 49

Thüringische Krebsgesellschaft e.V.
Matthias-Damaschke-Straße 1
07747 Jena
Tel.: 0 36 41 / 33 69 86

Beratungsstelle der Thüringischen Krebsgesellschaft e.V.
Klinik für Innere Medizin II
der Friedrich-Schiller-Universitäts-
Poliklinik
Erlanger Allee 101
07747 Jena
Tel.: 0 36 41 / 63 93 53

Beratungsstelle des Gesundheits-amts
Kritzegraben 4
07743 Jena
Tel.: 0 36 41 / 44 93 23

Psychosoziale Beratungsstelle der Thüringischen Krebsgesellschaft e.V.
Matthias-Domaschk-Straße 1
07747 Jena
Tel.: 0 36 41 / 33 69 88

Psychosoziale Beratungsstelle
AWO Sonneberg
Gleisdamm 3
96515 Sonneberg
Tel.: 0 36 75 / 82 91 33

14.3 Informationen im Internet

Informationen zur Knochenmark-transplantation
Deutsches Krebsforschungsinstitut Heidelberg
www.dkfz-heidelberg.de /
Das DKFZ Heidelberg: »Das Ziel ...
ist es, wesentliche Beiträge zum Verständnis der Mechanismen der Krebsentstehung und zur Erfassung von Krebsrisikofaktoren zu leisten. Die Ergebnisse dieser grundlegenden Arbeiten sollen zu neuen Ansätzen in der Vorbeugung, Diagnose und Therapie der Krebserkrankungen führen.« Interessant sind die Websites auch wegen Ihres Krebsinformationsdienstes (KID) und ihres Patienteninformationsdienstes.

DKFZ
www.dkfz-heidelberg.de
Deutsches Krebsforschungszentrum Heidelberg

Deutsche Krebsgesellschaft
www.krebsgesellschaft.de
Die Deutsche Krebsgesellschaft bietet bsp. erstmals eine Sammlung von Leitlinien für die Diagnose und Therapie maligner Tumoren an, die direkt im Netz angesehen bzw. zum Download bereitstehen.

Infos über Leukämie und Knochenmark- bzw. Stammzell-transplantation
http://www.leukaemie-kmt.de /

Inkanet
www.inkanet.de
Infos speziell für Patienten

Krebshilfe
www.krebshilfe.de
Informationen der deutschen Krebshilfe

Krebsinfo
www.krebsinfo.de
Tumorzentrum München

Krebsinformation
www.krebsinformation.de
Informationen über Krebserkrankungen für Patienten, Angehörige und Interessierte

Krebs-Kompass
www.krebs-kompass.de
Der Krebs-Kompass wird von der ge-
meinnützigen Volker-Karl-Oehlrich-
Gesellschaft e.V. betrieben. Ziel ist es,
das Internet für den Krebspatienten
und seine Angehörigen als Informa-
tionsquelle nutzbar zu machen.

Krebs Online
www.krebs-online.de
... listet auch Beratungsstellen auf.

mamazone.de
... informiert über Brustkrebs.

Medicine Worldwide
www.medicine-worldwide.de / krebs
... informiert zu speziellen Krebserkrankungen.

Simontontraining®:
www.simontoncenter.de

Uniklinik Freiburg
www.tumorbio.uni-freiburg.de
Klinik für Tumorbiologie der Uni
Freiburg

**Verein zur Förderung der Knochen-
marktransplantation e.V**
http:// www.kmt-verein.de /home-
page.htm

PFLEGE
Klar-online.de
www.uni-essen.de / klar-online /
Auf diesen Seiten informiert Klaus
Röttger vom Zentrum für Tumorforschung und Tumortherapie der Uni/GH
Essen über psychosoziale Aspekte von
Krebserkrankungen. Sie finden hier
Texte, Vorträge und Bildschirmpräsen-
tationen zu Themen aus der Sozialarbeit, Pädagogik und Psychologie, die
besonders für Gesundheitsberufe
ausgewählt sind. Neben der Psychoonkologie ist die Gesprächsführung für
Pflegeberufe ein weiteres Schwer-
punktthema.

Onkologische Rehabilitation
home.t-online.de /home /institut_qm /
schwier.htm
Originalarbeit: Veränderungen der Lebensqualität von Tumorpatientinnen
und -patienten nach stationärer onkologischer Rehabilitation.

Schmerzpraxis
www.schmerzpraxis.de
Informationen auch zum Thema »Tu-
morschmerz«

Tumorschmerzen
www.gwdg.de /~pctgoe / Seiten / Publi-
kation / originale.htm
Download möglich: Originalarbeiten
aus dem Modellprojekt »Südnieder-
sächsisches Projekt zur Qualitätssiche-
rung der palliativmedizinisch orientier-

ten Versorgung von Patienten mit Tumorschmerzen«

INTERNATIONAL
Internationale Quellen
www.cancereurope.org/
Hier gibt es u. a. den »europäischen Lehrplan für die Pflege in der Onkologie«.

14.4 Selbsthilfegruppen, Dachverbände, finanzielle Hilfen

Frauenselbsthilfe nach Krebs e.V.
B 6, 10/11 · 68159 Mannheim
Tel.: 06 21 / 24 43 4

Deutsche ILCO e.V. für Menschen mit einem künstlichen Darm- oder Blasenausgang
Landshuter Straße 30
85356 Freising
Tel.: 0 81 61 / 93 43-01 und -02

Arbeitskreis der Pankreatektomierten e.V.
Krefelder Straße 52
41539 Dormagen
Tel.: 0 21 33 / 42 32 9

Bundesverband der Kehlkopflosen e.V.
Obererle 65 · 45897 Gelsenkirchen
Tel.: 02 09 / 59 22 82

Deutsche Leukämie-Forschungshilfe – Aktion für krebskranke Kinder e.V. (DLFH)
Dachverband der regionalen Elterngruppen
Joachimstraße 20
53113 Bonn
Tel.: 02 28 / 91 39 43-0

Nationale Kontakt- und Informationsstelle zur Anregung und Unterstützung von Selbsthilfegruppen (NAKOS)
Albrecht-Achilles-Straße 65
10709 Berlin
Tel.: 0 30 / 89 14 04 9

Inka – Informationsnetz für Patienten und Angehörige
Woyrschweg 21
22761 Hamburg
Tel.: 0 40 / 38 61 53 63
www.inkanet.de

DLH Deutsche Leukämie-Hilfe
Thomas-Mann-Straße 40
53111 Bonn
Tel.: 0 22 8 / 72 99 0-67
Fax: 0 22 8 / 72 99 0 – 13

Deutschsprachige Krebsinformationsdienste in anderen Ländern

Fondation Luxembourgeoise Contre le Cancer
44, Bvd. Joseph II, B.P. 404
L-2014 Luxemburg
Tel.: 00352/45 30 331

Krebsberatungszentrum der Österreichischen Krebshilfe
Theresiengasse 46
A-1180 Wien
Tel. für Österreich 01 / 40 87 04 8

Krebstelefon der Schweizerischen Krebsliga
Effingerstraße 40
CH-3008 Bern
Tel. für die Schweiz 08 00 / 55 88 38
Speziell zum Thema Schmerz:
www.schmerz.ch

Finanzielle Hilfen

**Härtefonds der Deutschen
Krebshilfe e.V.**
Thomas-Mann-Straße 40
53111 Bonn
Tel.: 02 28 / 72 99 00

Deutsche Kinderkrebsstiftung
Joachimstraße 20
53113 Bonn
Tel.: 02 28 / 91 30 43 0

Hans-Rosenthal-Stiftung
Schnelle Hilfe in akuter Not e.V.
Postfach 45 04 04
12174 Berlin
Tel.: 0 30 / 77 24 35 5

Marianne-Strauß-Stiftung
Oettingenstraße 22
80538 München
Tel.: 0 89 / 29 49 67
E-Mail: M-S-S@T-online.de

15. Broschüren und weiterführende Literatur

Alternative Literatur
- Mohr, K.: So steigern Sie ihre Abwehrkräfte gegen Krebs. Bircher-Benner, Bad Homburg (o.J.).
- Kostenlose Informationsbroschüre: Gesellschaft zur Bekämpfung der Krebskrankheiten Nordrhein-Westfalen, Alternative Behandlungsmethoden bei Krebs
- Lingen: Heilpflanzen und ihre Kräfte, Copyright 1978

Sozialleistungen:
- Kostenlose Informationsbroschüre »Wegweiser zu Sozialleistungen«. Die blauen Ratgeber 29. Deutsche Krebshilfe e.V. 2000.

Chemotherapie
- Kostenlose Informationsbroschüre: Chemotherapie und Infektionsrisiko, Wissenswertes über Ihre Behandlung, Fa. Amgen GmbH, Riesstraße 25, 80992 München.
- Löser, A.: Ambulante Pflege von Tumorpatienten. Schlütersche, Hannover 2000.
- Löser, A., Hoß, J.: Behandlung mit Strahlen- und Chemotherapie. TRIAS, Thieme-Verlag, Stuttgart 1990.
- Schmitt, S.: Chemotherapie. Grundlagen, Probleme, Interventionen. Ullstein Medical, Wiesbaden 1998.

Erfahrungsberichte
- Bruns, I.: Das wiedergeschenkte Leben, Tagebuch über die Leukämieerkrankung eines Kindes. Fischer-Verlag, Frankfurt/Main 1991.
- Heyst, I. van: Das Schlimmste war die Angst. Geschichte einer Krebserkrankung und ihrer Heilung. Fischer Frankfurt am Main 1982.
- Goldmann-Posch, U.: Der Knoten über meinen Herzen. Goldmann 2001.
- Sanders, E.-M.: Leben. Ich hatte Krebs und wurde gesund. Herbig, München 1997.
- Sanders: E.-M.: Freude. So schön ist das Leben. Herbig, München 1998.

Ernährung
- Aker, S., N.; Lenssen, P.; Schumacher, K.: Leitfaden zur optimalen Ernährung bei Tumorkrankheit, insbesondere während und nach Chemotherapie und Radiotherapie, Schattauer, Stuttgart 1985.
- Kostenlose Informationsbroschüre »Ernährung bei Krebs«. Die blauen Ratgeber 33. Deutsche Krebshilfe e.V. 2000.

- Gesellschaft zur Bekämpfung der Krebskrankheiten: 100 gesunde Rezepte. GBK Nordrhein-Westfalen, Düsseldorf.
- Kostenlose Informationsbroschüre: Schluckstörungen. Blaue Reihe 8. Köhler, W., Fa. Phrimmer Nutricia (Hg.), Phrimmer Nutricia GmbH, Am Weichselgarten 23, D-91058 Erlangen-Tennelohe.
- Mohr, K.: So steigern Sie ihre Abwehrkräfte gegen Krebs. Bircher-Benner, Bad Homburg.
- Schulz-Friese, W.; Gadal, G.: Rezepte für eine krebsfeindliche Vollwertkost. Bircher-Benner-Verlag, Bad Homburg 1976.
- Richtige Ernährung und ihre Bedeutung für Sie. Breuer, F., Fa. Pharmacia.

Fatigue (Chronisches Müdigkeitssyndrom)
- Fatigue. So können Sie mit Müdigkeit bei Krebs umgehen., Deutsche Krebsgesellschaft e.V. Paul-Ehrlich-Straße 41, 60596 Frankfurt / Main.

Gespräche, Psyche
- Achterberg, J.: Die heilende Kraft der Imagination. Heilung durch Gedankenkraft. Scherz, Bern 1987.
- Friebel, V.: Die Kraft der Vorstellung. Mit Visualisierung die Selbstheilung anregen. TRIAS, Stuttgart 1993.
- Meerwein, F.: Einführung in die Psycho-Onkologie. Hans-Huber, Bern 1981.
- Murphy, J.: Die unendliche Quelle Ihrer Kraft. Ein Schlüsselbuch positiven Denkens. Bertelsmann, Gütersloh.
- Murphy, J.: Die Macht des Unterbewusstseins. Bertelsmann, Gütersloh.
- Siegel, B.: Prognose Hoffnung. Econ, Düsseldorf 1983.
- Simonton, O.C.; Metthews-Simonton, St.; Creighton, J.: Wieder gesund werden. Rowohlt, Hamburg 1982.
- Tausch, A.-M.: Gespräche gehen die Angst. Rowohlt, Hamburg 1984.
- Zettl, S.; Hartlapp, J.: Krebs und Sexualität. Ein Ratgeber für Krebspatienten und ihre Partner. Weingärtner 2002.

Häusliche Krankenpflege
- Weleda: Häusliche Gesundheits- und Krankenpflege.
- Rietzler, A.; Weber, A.: Praktische Hauskrankenpflege. Schlütersche, Hannover 1998.

Krebserkrankung allgemein
- Kostenlose Informationsbroschüre: Ich habe Krebs – wie kann ich damit leben? Herausgegeben von Boehringer Mannheim GmbH 1989.
- Vester, F.; Henschel, G.: Krebs ist anders. Ein verständlicher Einblick in die faszinierenden Probleme von Krebs und Zelle. Kindler, München 1973.

- Gesellschaft für gemeinnützige Krebshilfe e.V.: Erfolgreich gegen Krankheiten und Krebs. Schweizer Verlagshaus, Zürich 1973.
- Mohr, K.: So steigern Sie ihre Abwehrkräfte gegen Krebs. Bircher-Benner, Bad Homburg.

Schmerzen

- Delbrück, H.: Krebsschmerz. Rat und Hilfe für Betroffene und Angehörige. Kohlhammer, Stuttgart 1993.

Sterben und Tod

- Canacakis, J.: Ich begleite Dich durch Deine Trauer. Kreuz, Stuttgart 1990.
- Drewermann, E.: Ich steige hinab in die Barke der Sonne. Meditationen zu Tod und Auferstehung. Walter-Verlag, Freiburg im Breisgau 1990.
- Hedeby, B.: Ja zur Sterbehilfe. Fischer Verlag, Frankfurt am Main 1981.
- Heifetz, M., D.: Das Recht zu sterben. Umschau, Frankfurt am Main 1975.
- Kübler-Ross, E.: Reif werden zum Tode. Kreuz-Verlag, Stuttgart 1992.
- Kübler-Ross, E.: Verstehen, was Sterbende sagen wollen. Kreuz Verlag, Stuttgart 1985.
- Silverstein, A.: Sieg über den Tod. Die Wissenschaftler eröffnen das Zeitalter der ewigen Jugend. Bertelsmann, München 1979.
- Zickgraf, C.: Ich lerne leben, weil Du sterben musst. Kreuz-Verlag, Stuttgart.

Angehörige

- Kostenlose Informationsbroschüre: Hilfen für Angehörige. Die blauen Ratgeber 30. Informationen, Anregungen und Gesprächshilfen für Angehörige von Tumorkranken. Deutsche Krebshilfe e.V. 1999.

Visualisierung

- Achterberg, J.: Die heilende Kraft der Imagination. Scherz, Bern 1987.
- Friebel, V.: Die Kraft der Vorstellung. Mit Visualisierung die Selbstheilung anregen. TRIAS, Stuttgart 1993.
- Murphy, J.: Die unendliche Quelle Ihrer Kraft. Ein Schlüsselbuch positiven Denkens. Bertelsmann, Gütersloh.
- Murphy, J.: Die Macht des Unterbewusstseins. Bertelsmann, Gütersloh.
- Simonton, O.C.; Metthews-Somonton, St.; Creighton, J.: Wieder gesund werden. Rowohlt, Hamburg 1892.

Glossar

Abdomen, abdominal
Bauchregion, die Bauchregion betreffend.

Ablatio
Entfernung eines gesamten Organs

Abstrich
Zellentnahme von der Haut- oder Schleimhautoberfläche, z. B. mit Spateln oder Tupfern zu Untersuchungszwecken.

Abszess
Eiteransammlung in einem Gewebehohlraum.

Adenokarzinom
Krebs des drüsenbildenden Gewebes.

Adenom
Gutartige Geschwulst aus Drüsengewebe.

adjuvante Therapie
ergänzende Therapie nach vollständiger Entfernung eines Tumors, zur Vorbeugung eines Rückfalls.

AFP
Alphafetoprotein, ein Tumormarker

Afterloading
»Nachladeverfahren« zur Bestrahlung eines Tumors oder Organs von innen. Dabei werden verkapselte radioaktive Strahler ferngesteuert durch Schläuche in den Tumorbereich vorgeschoben.

Agranulozytose
Leerung des Knochenmarks

Alopezie
Teilweiser oder vollständiger Haarausfall

Analgetikum (pl. Analgetika)
Schmerzmittel

Analgesie
Schmerztherapie

Anämie
Blutarmut; Mangel an roten Blutkörperchen oder Verminderung ihres Gehaltes an rotem Blutfarbstoff (Hämoglobin)

Anamnese
Krankheitsvorgeschichte

Anästhesie
Betäubung vor einem operativen Eingriff.

Androgene
Männliche Geschlechtshormone; wichtigstes Androgen ist das Testosteron

Angiographie
Darstellung von Gefäßen im Röntgenbild nach Einspritzen von Kontrastmittel

Anorexie
Auszehrung, Abmagerung.

Antibiotikum, Antibiotika
Substanzen, die Bakterien, Pilze und
andere Mikroorganismen abtöten bzw.
in ihrer Vermehrungsfähigkeit beeinträchtigen; keine Wirkung auf Viren

Antiemetika
Mittel gegen den Brechreiz

Antidepressiva
Stimmungsaufhellende Medikamente

Aplasie
Fehlende Entwicklung oder Neubildung von Zellen oder Geweben. Phase
nach einer Chemotherapie, in der die
Neubildung von Blutzellen stark ver-
mindert ist

Apoptose
Der sog. »programmierte Zelltod«,
wird durch Apoptosegene gesteuert.

Aszites
Ansammlung von Flüssigkeit in der
Bauchhöhle; kann z. B. bei Tumorbefall des Bauchfells (Peritoneum) auftreten.

Augmentation
Vergrößerung.

autolog
vom Patienten selbst stammend; z. B.
autologe Blutstammzelltransplantation.

Basaliom
Häufigste Form von Hautkrebs; von
den basalen Zellen der Oberhaut ausgehend

benigne
gutartig

bildgebende Verfahren
Untersuchungsmethoden, die Bilder
vom Körperinnern erzeugen: Röntgen,
Computertomographie, Kernspintomographie etc.

Biopsie
Entnahme einer Gewebsprobe zum
Zweck der feingeweblichen Diagnos-
tik.

Blutbild
Untersuchung der Zusammensetzung
der Blutzellen nach Art und Anzahl;
besonders genau im Differentialblut-
bild.

Blut-Hirn-Schranke
Teilweise durchlässige Schranke zwischen Blut und Hirnsubstanz; Schutz-
einrichtung, die schädliche Stoffe von
den Nervenzellen abhält.

Blut-Liquor-Schranke
Blut-Hirn-Schranke

Blutplättche
Kleine scheibenförmige Blutbestand-
teile, die helfen, Wunden zu schließen
und Blutungen zu stoppen

Bolus
»Großer Bissen«, »große Pille«.

Bolusinjektion
Rasche Injektion der gesamten Menge
eines Medikaments.

Brachytherapie
Kurzdistanzbestrahlung; Strahlenbehandlung durch kurzfristiges Einbringen von radioaktiven Strahlern in die Tumorregion

Bronchialkarzinom
Lungenkrebs.

Bronchitis
Entzündung der Bronchien (Lungenästchen)

Bronchoskopie
Endoskopische Untersuchung der Bronchien.

BSG
Blutkörperchensenkungsgeschwindigkeit, Laboruntersuchung als Maß für den Grad einer Entzündung.

Burnout-Syndrom
Syndrom körperlicher und seelischer Erschöpfung

Ca
Abkürzung für Karzinom.

CEA
Tumormarker

CA 19.9
Tumormarker

CA 125
Tumormarker

Candidamykose
(Soor, Candidose) Pilzerkrankung durch Hefepilze der Gattung Candida (meist Candida albicans)

Carcinoma in situ
Von seiner Zellbeschaffenheit her bösartiger, jedoch örtlich begrenzter Tumor, der nicht rasch wächst und die natürliche Gewebegrenzen nicht überschritten hat und keinen Anschluss an das Blutgefäßsystem hat.

Cave (lat.)
Vorsicht! Beachte!

Chemotherapie
Medikamentöse Behandlung mit zellwachstumshemmenden Substanzen (Zytostatika).

Clearance
Maß für die Filtrationsfähigkeit der Niere

CT
Abkürzung für Computertomografie: Röntgenuntersuchung mit Schnittbilddarstellung des Körpers in dünnen Schichten

Compliance
Bereitschaft des Patienten, bei diagnostischen und therapeutischen Maßnahmen mitzuwirken oder eine verordnete Therapie einzuhalten.

Coping
Psychische Bewältigung einer Erkrankung und ihrer Folgen

CR
engl. »complete remission«: komplette Remission, Vollremission

Cystoskopie
Blasenspiegelung

Dekubitus
Aufliegegeschwür; kommt vor allem
bei lange bettlägrigen Patienten und
Querschnittgelähmten vor.

Depotpräparate
Medikamente, die langsam und
gleichmäßig über einen längeren Zeitraum ins Blut aufgenommen werden.
Die langsame Aufnahme ins Blut wird
durch spezielle »Verpackung« des
Wirkstoffs in Trägersubstanzen erreicht.

Diagnostik
Gesamtheit der Untersuchungen, die
der Feststellung oder genaueren Abklärung einer Erkrankung dienen

Diarrhö
Durchfall

Differenzierung
Maß für den Ausreifungsgrad von Tumorzellen im Vergleich zur normalen
Zellstruktur. »Gut differenzierte« Tumorzellen sind den normalen, reifen
Zellen vergleichsweise ähnlich. »Un-
differenzierte« Krebszellen hingegen
weisen kaum noch Ähnlichkeiten mit
dem Ursprungsgewebe auf (Grading).

**DIG (disseminierte intravasale
Gerinnung)**
Syndrom mit veränderter Blutgerin-
nung

Dilatation
Aufweitung einer Öffnung oder eines
Hohlraums

Dissektion
Herausschneiden von Weichteilen in
einem Stück (en bloc); z. B. bei Tumoren des Halsbereichs als »neck-
dissection«.

Diuretika
Wasserausschwemmende Medikamente

DNS/DNA
Desoxyribonukleinsäure; bildet bei den
meisten Lebewesen (ausgenommen
manche Viren) das genetische Material (Erbgut); ist im Zellkern, in den
Chromosomen lokalisiert; Träger der
genetischen Information eines Lebe-
wesens.

Drainage
Ableitung krankhafter oder vermehrter natürlicher Körperflüssigkeiten
nach außen.

Dumping-Syndrom
Symptomkomplex intestinaler Beschwerden mit Störung der Kreislauf-
funktion.

Duodenum
Zwölffingerdarm.

Dysurie
Schmerzhaftes Wasserlassen

EEG
Elektroenzephalogramm

Emesis
Erbrechen

Endokrinologie
Lehre von der Funktion der Hormon-
drüsen und der Hormone.

Endoskop
Ein mit einer Lichtquelle versehenes
Instrument zur Untersuchung (»Spiegelung«) von Hohlorganen und Kör-
perhöhlen, z. B. Darm, Magen, Bronchien.

Enteral
Auf den Darm bzw. auf die Eingeweide bezogen

Enteritis
Darmentzündung

Epistaxis
Nasenbluten

Erektion
Steifwerden des Penis

Erythema
Entzündliche Rötung der Haut

Erythrozyten
Rote Blutkörperchen

Exogen
Außerhalb des Organismus entste-
hend, von außen her eindringend

Exposition
Der Einwirkung von äußeren Bedin-
gungen ausgesetzt sein; z. B. Strahlen,
Krankheitserreger oder Chemikalien

Extirpation
Chirurgische Entfernung

Extravasation
Verabreichung von Flüssigkeiten in
den Paravasalraum (Geweberaum
außerhalb des Blutgefäßes)

Extremitätenperfusion
Verabreichung von Flüssigkeiten über
einen geschlossenen Kreislauf in eine
Extremität.

Fatigue
Besonders quälende Form von Müdigkeit, oft bis zur völligen Erschöpfung;
nach dem Schmerz belastendstes
Symptom bei Tumorerkrankung

febril
fieberhaft, fiebrig (über 38 °C).

Feinnadelbiopsie
Entnahme einer Gewebeprobe (Biopsie) durch Ansaugen mit einer dünnen
Hohlnadel, meist unter Sichtkontrolle
mit dem Ultraschallgerät.

Fibroadenom
Gutartiger Tumor der weiblichen
Brust

Fibrose
Krankhafte Vermehrung des Bindegewebes in einem Organ

FIGO-Klassifikation
System zur Stadienklassifikation
gynäkologischer Tumoren; FIGO:
Federation Internationale de Gyneco-
logie et d'Obstetrique

Fistel
Unnatürlicher Gang, der einen Körperhohlraum mit der Oberfläche oder

einem andern inneren Hohlraum verbindet (z. B. Enddarm-Scheidenfistel)

FKJ·
Feinnadelkatheterjejunostomie: Einlegen eines Ernährungskatheters in das Jejunum, d. h. in den Dünndarm (meist intraoperativ)

fokal
von einem Herd ausgehend

Follikel
befruchtsfähiges Ei

Furunkel
Entzündung eines Haarbalgs

Gadolinium
Element, chemisches Symbol Gd; Gadolinium wird als Kontrastmittel in der Kernspintomographie verwendet.

Gastritis
Entzündung der Magenschleimhaut

Gastrointestinaltrakt
Magen-Darm-Trakt

Gastroskopie
Endoskopische Untersuchung des Magens

G-CSF
Granulozyten-Kolonie-stimulierender Faktor; Wachstumsfaktor der Blutbildung. Stimuliert die Neubildung und Ausreifung von Granulozyten aus Stammzellen

Gentherapie
Neuartiger Ansatz zur Behandlung von Krankheiten durch Einbringen von Genen oder Ersatz fehlender/veränderter Gene in Körperzellen

Gestagene
Weibliche Geschlechtshormone

Grading (engl.)
Einteilung von Tumorzellen und Tumorgeweben nach ihrem Differenzierungsgrad (Differenzierung). Der Wert (meist G1 bis G4) beschreibt, wie stark die Krebszellen von gesunden, reifen (differenzierten) Zellen abweichen. Man schließt daraus auf den Grad der Bösartigkeit des Tumors

Graft-versus-host-Reaktion
Transplantat-gegen-Wirt/Empfänger-Reaktion; kann nach Knochenmark / Stammzelltransplantation auftreten

Granulozyten
Klasse von weißen Blutzellen (Immunzellen) die im Knochenmark heranreifen und dann überall im Körper Fremdkörper, Bakterien, Pilze oder abgestorbene Zellen aufnehmen und die Krankheitskeime durch toxische Stoffe abtöten.

Granulozytopenie
Verminderung der weißen Blutkörperchen

Gynäkomastie
Vergrößerung der weiblichen Brust

Gray, Abk. Gy
Maßeinheit, die die bei einer Bestrahlung verabreichte Dosis angibt.

Hämat...
Blut, z. B. Hämaturie: Blut im Urin.

hämatogen
auf dem Blutweg.

Hämatopoese
Blutbildung

hämatologisch
das Blut bzw. die Blutbildung betreffend

Hämatom
Bluterguss

Hämaturie
Blutausscheidung im Urin

Hämoccult-Test
Test auf verborgenes Blut im Stuhl, der bei der Früherkennungsuntersuchung auf Darmkrebs eingesetzt wird

Hämoglobin
roter Blutfarbstoff

Hämoptoe
Blutbeimengung im Sputum

HCG
Humanes Choriongonadotropin: Hormon / Tumormarker

Hepato..., hepatisch
die Leber betreffend

Herpes-Infektion
Infektion mit dem Herpes-Erreger

Hiber-Nadel
Spezialnadel für den Portanstich

Histologie
Lehre vom Feinbau der Körpergewebe.

Hochdosischemotherapie
Chemotherapie mit stark gesteigerter Medikamentendosis; wegen starker Nebenwirkungen auf die Blutbildung in der Regel nur mit Blutstammzelltransplantation durchführbar

Hodgkin-Lymphom
Morbus Hodgkin

Hormon
In geringsten Konzentrationen wirksamer Botenstoff, der sich nach Ausschüttung durch eine Hormondrüse oder durch Zellen (Zellhormone) im Körper verteilt. Für seine Signale sind nur die Organe empfänglich, deren Zellen entsprechende »Empfänger« (Hormonrezeptoren) tragen.

Hyperämie
Vermehrte Durchblutung

Hyperpigmentation
Vermehrte Pigmentierung der Haut

Hyperplasie
Vergrößerung von Zellen oder Gewebe

Hyperthermie
Überwärmung eines Körperteils oder des ganzen Körpers.

Hyperurikämie
Vermehrte Ansammlung von harnpflichtigen Substanzen im Blut

IFN
Interferon

Ileostoma
Künstlicher Ausgang des unteren Dünndarms in der Bauchdecke; z. B. bei nicht operierbarem Tumor des Dickdarms angelegt.

Ileum
Letzter Teil des Dünndarms

Immunglobuline
Eiweißstoffe, die als Antikörper in Blut, Gewebeflüssigkeiten und Körpersekreten der körpereigenen Abwehr dienen

Immunsuppression
Unterdrückung oder Abschwächung von Immunreaktionen

Immunstimulation
Aktivitätsanregung des Immunsystems

Immuntherapie
Behandlungsform, bei der solche Zellen oder Botenstoffe im Organismus eingesetzt werden, die sich im Dienst der körpereigenen Abwehr befinden. Damit soll eine Abwehrreaktion gegen das Tumorgewebe erzielt werden.

Indikation
Grund, eine medizinische Maßnahme zu ergreifen

indiziert
medizinisch sinnvoll, angezeigt

infiltrativ / invasiv
Bei Tumoren: in das umliegende Gewebe einwachsend und dieses zerstörend.

Infiltrierendes Wachstum
einbrechendes und durchdringendes Wachstum eines Tumors im benachbarten Gewebe

Infusion
Intravenöse oder arterielle Zufuhr größerer Flüssigkeitsmengen, meist tropfenweise

Inkontinenz
Verschieden stark ausgeprägte Unfähigkeit, Harn oder Stuhl zu halten

Instillation
Einbringen einer medikamentenhaltigen Lösung in einen Körperhohlraum (z. B. Harnblase).

Interferone
(IFN-alpha, -beta, -gamma) Gruppe von körpereigenen Substanzen, die der Verständigung zwischen Immunzellen dienen und die Abwehr von Zellen gegen Virusinfektionen stärken.

Interleukine
(IL-1 bis IL-13) Gruppe von Zellhormonen (Zytokinen) die der Verständigung zwischen Immunzellen dienen.

intestinal
zum Darm gehörend

intestinale Obstruktion
Darmverschluss (Ileus)

interperioteneal
in der Bauchhöhle

interstitiell
im Zellzwischenraum liegend

intraoperative Bestrahlung (IORT)
Strahlenbehandlung während der Operation

intrathekal
im Hirnwasser. (Liquor)

intravenös
Verabreichung eines Medikamentes in eine Vene

invasiv
eingreifend; eindringend

Inzidenz
Häufigkeit der Neuerkrankungen pro 100.000 Einwohner pro Jahr

Ionenbestrahlung
Bestrahlung mit geladenen Atomen; z. B. die Protonenbestrahlung beim Aderhautmelanom

irreversibel
nicht umkehrbar

Irrigation
Spülung eines Hohlorgans (z. B. des Enddarms) mit einer medikamentenhaltigen Lösung

Kachexie
Zustand der Auszehrung des Organismus mit Abmagerung, Kräfteverfall und zunehmender Störung der Organfunktionen.

Kanzerogen, Karzinogen
Krebsauslösender oderkrebsbegünstigender Stoff

Kaposi-Sarkom
Nach Wiener Hautarzt benannter Tumor der Haut und des unter der Haut liegenden Bindegewebes; in späteren Stadien Beteiligung von Schleimhäuten, inneren Organen und Lymphknotenbefall. Häufigster maligner Tumor bei HIV-infizierten Patienten

Karbunkel
Entzündung mehrerer nebeneinanderliegender Haarbälge

Karotis-Ruptur
Zerreißen/Bruch der Arteria Carotis

Karnofski-Index
System zur Beschreibung der Lebensqualität chronisch Kranker. Einschränkungen von Fähigkeiten des Alltagslebens durch die Erkrankung und ggf. der Grad der Pflegebedürftigkeit werden in zehn Stufen von 0 bis 100% erfasst

Karzinogene
Krebserregende Stoffe

Karzinogenese
Schrittweise Entstehung von Krebs in
zeitlicher wie auch ursächlicher Hinsicht

Karzinom
Bösartiger Tumor, der von Deckgewe-
ben (Epithelien) d. h. Haut, Schleimhaut oder Drüsengewebe ausgeht.
Karzinome werden nach Erschei-
nungsbild der Zellen und Herkunft
weiter unterschieden (Adenokarzinom, Plattenepithelkarzinom etc.)

Kastration
Entfernung der Hoden

Katheter
Vorübergehend gelegter schlauchför-
miger Zugang zu Gefäßen oder Hohlorganen; (z. B. Venenkatheter zur Verabreichung von Medikamenten;
Blasenkatheter zur Ableitung des
Urins)

Keimzelltumoren
Von den Keimdrüsen (Eierstöcke und
Hoden) ausgehende Tumore

Kernspintomographie
(auch Magnetresonanztomographie,
MRT), bildgebende Untersuchungs-
methode mit einem röhrenförmigen
Gerät, in dem starke, veränderliche
Magnetfelder erzeugt werden. Die
Kernspintomographie eignet sich be-
sonders gut zur Darstellung von
Weichteilen und verursacht keine
Strahlenbelastung

klinische Studie
wissenschaftliche Forschungsarbeit
zur Behandlung von Krankheiten
beim Menschen nach strengen medizinischen und ethischen Regeln

KMT
Knochenmarktransplantation: Übertragung von Knochenmark

Knochenmarkdepression
Herabgesetzte (blutbildende) Funktion
des Knochenmarks, z. B. infolge einer
Chemotherapie

Knochenmarktoxizität
Giftigkeit einer Maßnahme in Bezug
auf das Knochenmark

Knochenszintigraphie
Bildliche Darstellung des Skeletts mit
Hilfe von radioaktiven Substanzen
(Technetium-Verbindung), die sich in
erkranktem Knochengewebe anreichern. Die Verteilung im Körper wird
mit einer speziellen Kamera (Scanner)
aufgezeichnet

Kolitis
Dickdarmentzündung

Kolon
Zwischen Blinddarm und Mastdarm
gelegener längster Teil des Dickdarms.

Kolon-Conduit
Methode der endgültigen künstlichen
Harnableitung nach Blasenentfernung
durch Einpflanzen der Harnleiter in
eine als Harnreservoir dienende
Darmschlinge. Entleerung über eine

in der Bauchhaut angelegte Öffnung (Stoma)

Kolonkarzinom
Krebs des Dickdarms

kolorektale Karzinome
Tumoren des Dickdarms oder Enddarms

Koloskopie
Endoskopische Untersuchung des Dickdarms

Kolostomiebeutel
Plastikbeutel zur Aufnahme des Stuhls bei künstlichem Darmausgang (Stoma)

Kolpitis
Entzündung von Scheide und Gebärmutterhals

Kontakttherapie
Kontaktbestrahlung. Form der Strahlentherapie, bei der die Strahlenquelle direkt an den Tumor herangebracht wird, entweder durch Einbringen von radioaktiven Implantaten (interstitielle Therapie), Spickung mit Nadeln, die einen radioaktiven Strahler enthalten, oder mit Afterloading-Verfahren

Kontraindikation
Grund, der gegen die Durchführung einer Behandlungsmaßnahme spricht

Kontrastmittel
Substanz zur Erhöhung des Kontrastes in Röntgenbildern oder anderen bildgebenden Verfahren; dadurch werden Strukturen sichtbar, die sich sonst

kaum vom umgebenden Gewebe abheben würden

Kontrazeption
Schwangerschaftsverhütung

Kortison
in der Nebennierenrinde gebildetes Hormon, das aufgrund seiner entzündungshemmenden und abschwellenden Wirkung z. B. in der Hirntumortherapie und in der Schmerztherapie eingesetzt wird

Kryotherapie
Kältetherapie; Vereisung zur Betäubung oder Zerstörung von Gewebe

kurative Therapie
Behandlung mit Heilungsabsicht; im Gegensatz zur palliativen Therapie bei unheilbaren Krebserkrankungen, die vor allem der Symptomlinderung dient

Laktoseintoleranz
Milchzuckerunverträglichkeit

Laparoskopie
Endoskopische Untersuchung der Bauchhöhle

Laparotomie
Operative Eröffnung der Bauchhöhle

Laryngektomie
Kehlkopfentfernung

Laser
Abkürzung (engl.) für »light amplification by stimulated emission of radiation«. Laserlicht ist scharf gebün-

deltes, sehr energiereiches Licht einer Wellenlänge (kohärentes Licht). Beim Auftreffen auf Gewebe wird die Energie als Wärme frei. Laser können daher zum zielgenauen Verkochen oder Durchtrennen von Gewebe eingesetzt werden

Laxantien
Medikamente zur Förderung der Stuhlausscheidung

Leberperfusion
Durchspülung der Leber (mit Zytostatika)

Leukämie
Krebserkrankung des blutbildenden Systems, betrifft vor allem das Knochenmark und die Lymphknoten. Man unterscheidet zwischen akuten Leukämieformen, die schnell und heftig auftreten, und chronischen, die sich langsam entwickeln

Leukapherese
Verfahren zur Gewinnung von weißen Blutzellen eines Spenders aus dem Venenblut

Leukopenie
Zustand mit zu wenig Leukozyten im Blut

Leukozyten
Weiße Blutzellen

Libido
Geschlechtstrieb

Lipom
Fettgewebsgeschwulst

Liposarkom
Bösartiger Tumor des Fettgewebes

Liquor (cerebrospinalis)
Hirnwasser, Nervenwasser; Flüssigkeit, die Hohlräume um und im Zentralnervensystem ausfüllt

Lokalisation
Sitz, z. B. einer Erkrankung im Körper

Lumbalpunktion
Einstich in den Flüssigkeitsraum im Wirbelkanal, der das Rückenmark umgibt (Liquor) zur Entnahme von Nervenwasser; dies geschieht unterhalb des eigentlichen Rückenmarks im Lendenwirbelbereich (lumbal)

Lungenfibrose
Bindegewebiger Umbau des Lungengewebes

Lymphadenektomie
Operative Entnahme von Lymphknoten; z. B. zur Untersuchung auf Tumorbefall im Rahmen der Diagnose

Lymphatisches System
Gesamtheit der lymphatischen Gewebe wie Lymphknoten, Milz, Thymus, Mandeln; anatomische Grundlage des Immunsystems

Lymphdrainage
Spezielle Behandlungsform des Lymphödems, wobei die angestaute Lymphe durch vorsichtiges Ausstreichen zum Abfließen gebracht wird

Lymphknoten
Kleine, etwa bohnenförmige Organe, die im ganzen Körper entlang der Lymphbahnen angeordnet sind. Sie beherbergen weiße Blutkörperchen (besonders Lymphozyten) mit wichtigen Abwehrfunktionen und dienen als Filter für Bakterien und auch für Krebszellen

Lymphogene Metastasierung
Absiedlung von Tochtergeschwülsten über den Lymphweg

Lymphogranulomatose
Hodgin-Erkrankung

Lymphom
Lymphgewebekrebs

Lymphödem
Anschwellen eines Körperteils durch Lymphstau, bzw. gestörten Lymphabfluss. Häufigste Ursache ist die operative Entfernung von Lympknoten z. B. bei Brustkrebs

Lymphozyten
Untergruppe der weißen Blutkörperchen, die als Träger immunologischer Funktionen von zentraler Bedeutung für die körpereigene Abwehr sind

Magnetresonanztomographie (MRT)
s. Kernspintomographie

Magenkarzinom
Magenkrebs

Makrohämaturie
Sichtbare Blutbeimengung im Urin

Malignität, maligne
Bösartigkeit. Bösartige Tumoren respektieren im Gegensatz zu gutartigen nicht die natürlichen Gewebegrenzen, sondern wachsen verdrängend in andere Gewebe ein und können Absiedelungen (Metastasen) in entfernten Körperregionen bilden.

Malignom
Bösartiger Tumor

Mamma
Weibliche Brust

Mammakarzinom
Brustkrebs

Mammographie
Röntgendarstellung der weiblichen Brust

Manifestation
Erkennbarwerden von Krankheiten

Mastektomie
Operative Entfernung der weiblichen Brust

Mastopathie
Häufige, gutartige Veränderung des Brustdrüsengewebes, die vor allem zwischen dem 35. Und 50. Lebensjahr auftritt

Mediastinoskopie
Endoskopische Untersuchung des Mediastinums: Zwischen beiden Lungenflügeln gelegener Raum im Brustkorb, in dem das Herz liegt und durch den Speiseröhre, Luftröhre und große Blutgefäße verlaufen

Melanom
»Schwarzer Hautkrebs«; Hautkrebs
der von pigmentbildenden Hautzellen
ausgeht.

Menopause
Zeitpunkt der letzten Monatsblutung
der Frau (meist zwischen 47. und 52.
Lebensjahr)

Menstruation
Regelblutung

Metastase
Tochtergeschwulst; entsteht durch Ab-
siedelung von Tumorzellen aus einem
Krebstumor über Blut- oder Lymph-
wege

Mikrohämaturie
Nur unter dem Mikroskop nachweis-
bare Blutbeimengung im Urin

minimal-invasiver Eingriff
Operation unter größtmöglicher Schonung des Patienten; meist mit Hilfe
der Endoskopie

monoklonal
von einem einzigen, genetisch identi-
schen Zellklon ausgehend oder gebildet

monoklonaler Antikörper
Antikörperpräparation, die nur eine
einzige Struktur erkennt. Monoklo-
nale Antikörper werden im Labor mit
Hilfe von unsterblich gemachten Immunzellen gebildet, die einer einzelnen Vorläuferzelle entstammen.

Monozyt
größte weiße Blutzelle, kann aus der
Blutbahn ins Gewebe wandern und
heißt dann Makrophage = Fresszelle.

Morbidität
Krankheitshäufigkeit

Mortalität
Sterblichkeit

MRT, MRI
Magnetresonanztherapie, Kernspintomographie

Mukositis
Entzündung der Schleimhäute vor
allem von Mund, Rachen und Verdau-
ungstrakt nach Chemotherapie oder
Bestrahlung

Multimodale Therapie
Kombination von Therapieverfahren,
z. B. Operation und Chemotherapie

multimorbid
an mehreren Erkrankungen leidend

Mutagen, mutagen
Stoff oder äußerer Faktor (z. B. Bestrahlung), der erbgutverändernd
wirkt, also Mutationen auslöst

Mutation
Veränderung der Abfolge von Baustei-
nen im Erbmolekül DNS. Mutationen
können zu Änderung oder Verlust der
Funktion von Genen führen und damit
das Verhalten von Zellen beeinflussen

myeloisch
das Knochenmark betreffend

Mykose
Pilzinfektion

Nachladeverfahren
s. Afterloading

Nausea
Übelkeit, Brechreiz

Nebenwirkung
Unerwünschte Begleiteffekte einer
Therapie;besonders bei Zytostatika
begrenzen Nebenwirkungen die maxi-
mal verträgliche Dosis

Neck-dissection (engl.)
Halsdissektion; operative Entfernung
der Halsweichteile und der Hals-
lymphknoten bei bösartigem Tumor
im Hals-Kopf-Bereich

Nekrose
Absterben von Gewebe; z. B. im In-
nern eines schnell wachsenden Tumors

Neoadjuvante Chemotherapie
Chemotherapie vor Entfernung eines
Tumors, dient der Verkleinerung des
Tumors und/oder der Abtötung von
kleinsten Tumorzellnestern; auch
präoperative CT

Nephro...
die Nieren betreffend

Neuralgie
Nervenreizung, Nervenentzündung

Neurochirurgie
Teilgebiet der Chirurgie, das die operative Behandlung von Erkrankungen
des Nervensystems umfasst

Neurotoxizität
Schädigende Wirkung giftiger Stoffe
auf die Nerven

Nitrosamine
Verbindungen die aus Nitriten und
Aminen entstehen; krebserzeugende
Substanzen, die sich unter anderem in
Tabakrauch, geräucherten oder
gepökelten Lebensmitteln bilden

Non-Hodgkin-Lymphom
Bösartige Erkrankung des lymphatischen Gewebes, die sich im Zellbild
vom Hodgkin-Lymphom unterscheidet

Noxen
Schadstoffe, schädliche Einwirkungen

Nuklearmedizin
Anwendung radioaktiver Substanzen
im menschlichen Körper für diagnos-
tische und therapeutische Zwecke

Obstipation
Verstopfung

Obstruktion
Verschluss eines Hohlorgans oder
Ganges z. B. durch Tumorwachstum
in der Wand.

Ödem
Ansammlung von Körperflüssigkeit in
den Zellzwischenräumen

Ösophagus
Speiseröhre

Ösophaguskarzinom
Speiseröhrenkrebs

Onkogene
Gene die an der Krebsentstehung beteiligt sind

Onkologie
Lehre von den Krebserkrankungen

onkologisch
Krebserkrankungen betreffend

Opioide
Opiatähnliche Substanzen, die in der Schmerztherapie verwendet werden.

Osteo...
Die Knochen betreffend.

Osteoblasten
Knochenaufbauzellen

Osteolyse
Auflösung des normalen Knochengewebes, z. B. durch Überwuchern von Tumorgewebe

Osteoporose
Verminderung der Knochendichte über das altersentsprechende normale Maß; vergleichsweise häufig bei Frauen nach der Menopause

Osteosarkom
Vom Knochen ausgehender bösartiger Tumor; am häufigsten bei Kindern und Jugendlichen, meist im Bereich der langen Röhrenknochen.

Osteozyten
Knochenzellen

Östrogene
Wichtigste Gruppe der weiblichen Geschlechtshormone; werden in den Eierstöcken gebildet, ihre Konzentration schwankt mit dem Monatszyklus

Ovarien
Eierstöcke

Ovarialkarzinom
Krebs des Eierstocks

Ovarektomie
Entfernung der Eierstöcke

Ovulationshemmer
Schwangerschaftsverhütende Medikamente

palliative Therapie
Therapie zur Linderung von Symptomen oder zur Verhütung von Komplikationen bei unheilbaren Krebserkrankungen

Palpation
Tastuntersuchung

Pankreas
Bauchspeicheldrüse

Pankreaskarzinom
Bauchspeicheldrüsenkrebs

Papillomviren
Viren, die an Haut oder Schleimhäuten warzenartige Veränderungen (Papillome) hervorrufen.

PAP-Test
Benannt nach dem Anatomen Papanicolaou; Standardisierte zytologisch-

mikroskopische Untersuchung von Abstrichen des Gebärmutterhalses und -mundes zur Früherkennung von Gebärmutterhalskrebs (Zervixkarzinom). Die Ergebnisse werden je nach Abweichung vom normalen Zellbild mit PAPI-PAP-IV bezeichnet

Paraneoplastisches Syndrom
allgemeine Krankheitssymptome im Rahmen einer Krebserkrankung die nicht unmittelbar vom Tumor, sondern durch Substanzen hervorgerufen werden, die er absondert.

Parästhesien
Missempfindungen im Bereich sensibler Nervenendigungen; z. B. Kribbeln, Taubheitsgefühl, schmerzhaftes Brennen, oft während und nach einer Chemotherapie

Paravasat
Flüssigkeitsansammlung neben dem Gefäß

parenteral
unter Umgehung des Magen-Darmtraktes

parenterale Ernährung
Nährstoffzufuhr durch Infusionen

pathogen
krankmachend

Patiententestament, Patienten-Verfügung
Durch dessen Erstellung kann der Patient von seinem Selbstbestimmungsrecht Gebrauch machen und dem ärztlichen Behandlungsauftrag bei

Aussichtslosigkeit einer Heilung Grenzen setzen. Das Patiententestament wurde von verschiedenen Organisationen (z. B. Deutscher Juristinenbund, Deutsche Gesellschaft für Humanes Sterben, Internationale Gesellschaft für Sterbebegleitung und Lebensbeistand) mit unterschiedlichen Schwerpunkten erarbeitet und herausgegeben. Das Patiententestatment kann auch durch eine sog. Vorsorgevollmacht erweitert werden, d. h. das eine Person des Vertrauens damit beauftragt wird, dass die in dem Patiententestament niedergelegten Wünsche des Patienten im Falle seiner Geschäftsunfähigkeit eingehalten werden.
Es ist jedoch Vorsicht geboten: Nicht jedes Patiententestament ist auch wirklich sinnvoll – deshalb sollte genau abgeklärt werden (evtl. mit einem Juristen), ob die Bestimmungen im jeweiligen Testament auch wirklich diejenigen sind, die der Patient will.

Perforation
Durchbruch

PEG-Sonde
Perkutane endoskopische Gastrostomie, Ernährungssonde, die durch die Bauchdecke in den Magen gelegt und verankert wird; kann längerfristig belassen werden

Peritonealhöhle
Bauchhöhle
Tumorzellbefall des Bauchfells, häufig mit

perkutan
durch die Haut.

Petechien
Kleine, punktförmige Hautblutungen

Pharynx
Rachen

Pharynxkarzinom
Karzinom im Rachenbereich

Phlebitis
Venenentzündung

Phlebografie
Darstellung der Venen mittels Kontrastmittel und Röntgen

Plasma
Der flüssige Bestandteil des Bluts, der nach Entfernung der weißen und roten Blutkörperchen übrig bleibt

Plattenepithelkarzinom
Stachelzellkrebs, bösartiger Tumor der Haut oder Schleimhaut

Plazebo
Scheinmedikament

Pleura
Brustfell; zwischen Lunge und Brustwand gelegen doppelte Schleimhaut, die der Beweglichkeit der Lunge beim Atmen dient

Pleuraspalt
Raum zwischen Lungen- und Brustfell

Pleurakarzinose
Besiedlung der Brusthöhle mit Metastasen

Polyp
Umschriebene gutartige Gewebswucherung der Schleimhaut, die als (häufig gestielte) Vorwölbung in Erscheinung tritt (zum Beispiel Dickdarmpolypen).

Pneumonie
Lungenentzündung

Polyneuropathie
Veränderung an den Nerven

Prädisposition
Veranlagung

Präkanzerose
Erkrankung mit hoher Entartungstendenz

Prävention
Vorbeugung

Progression, progredient
Fortschreiten der Erkrankung

Proktitis
Entzündung des Enddarms; z. B. nach Bestrahlung im Beckenbereich

Proliferation
Vermehrung von Zellen oder Gewebe

Prophylaxe
Maßnahmen zur Verhütung von Erkrankungen.

Prostata
Vorsteherdrüse

Prostatakarzinom
Krebs der Vorsteherdrüse

Prostatektomie
Operative Entfernung der Prostata

Protein
Eiweißstoff

Pruritus
Hautjucken

Psychoonkologie
Lehre von den psychischen Auswirkungen von Krebserkrankungen, von Krankheitsbewältigung und ihren Bedingungsfaktoren und von Möglichkeiten der psychologischen und psychotherapeutischen Unterstützung von Krebspatienten

pTNM
TNM-Einstufung einer Krebserkrankung nach Begutachtung von Tumorgewebe durch den Pathologen

Punktion
Gewinnung von Flüssigkeit oder Zellen zu Untersuchungszwecken durch Einstechen einer Kanüle

Radiatio
Bestrahlung

radikale Resektion
Operative Tumorentfernung, bei der das ganze Organ und ggf. große Bereiche umliegenden Gewebes entfernt werden, um auch kleinste Tumorzellnester in der Umgebung zu erfassen

Radionuklide
Instabile Atomarten (Isotope), die unter Abgabe von energiereicher (radioaktiver) Strahlung in einen stabilen Zustand übergehen. Radionuklide werden zu diagnostischen und therapeutischen Zwecken eingesetzt

Radiojodtherapie
Behandlung mit radioaktiv angereichertem Jod

Radioonkologie
Strahlentherapie

Recall
Aufflammphänomen

Regression
Zurückschreiten

Rekonstruktion
Wiederherstellung

Rekonvaleszenz
Erholungszeit

Rektum
Mastdarm

Rektumkarzinom
Mastdarmkrebs

Remission
Vorübergehende oder dauerhafte Rückbildung von Krankheitszeichen

Remineralisation
Erneuter Einbau von Mineralien ins Knochengewebe

Resektion
Chirurgische Entfernung von krankem Gewebe oder Organteilen

Resistenz, resisten
Unempfindlichkeit gegenüber einer Behandlung; z. B. von Tumorzellen gegen eine Chemotherapie oder von Bakterien gegen Antibiotika

Retinoide
Vitamin-A Abkömmlinge

Rezidiv
Krankheitsrückfall; Wiederauftreten der Krankheit nach einer symptomfreien Periode

Röntgenthorax
Röntgenaufnahme der Organe des Brustraums, insbesondere zur Darstellung der Lunge

Sarkom
Bösartiger Tumor, der von Bindegewebszellen ausgeht

Schema
Standardisiertes Ablaufprogramm einer Chemotherapie; häufig mit Kürzeln der verwendeten Medikamente bezeichnet

Schmerzpumpe
Die Schmerzpumpe ist ein tragbarer Medikamentenspender, den der Patient – vom Arzt eingestellt – mit sich herumträgt. Der Patient kann die Medikamente selbst dosieren, nach einem mit dem Arzt abgesprochenen Zeitplan.

Screening
Reihenuntersuchung einer Bevölkerungsgruppe zur Entdeckung von Erkrankungen mittels einfacher, nicht belastender Diagnosemethoden

Second-look-Operation
Nochmalige Eröffnung des Bauchraums einige Zeit nach der operativen und/oder Chemo-Radiotherapie zur Kontrolle des Therapieerfolgs bzw. zur Erfassung von Resttumor

Seeds (engl.)
Verkapselte radioaktive Strahler, die zurinneren (interstitiellen) Bestrahlung in das Tumorgewebe eingebracht werden

Sekret
Flüssige Absonderung von Drüsen oder Schleimhäuten

solide Tumoren
Tumoren mit festem Gewebe (Karzinome, Sarkome) im Gegensatz zu bösartigen Erkrankungen des blutbildenden Systems mit überschießender Vermehrung entarteter Einzelzellen (»Blutkrebs«)

Somatisch
Den Körper betreffend

Sonographie
Ultraschalluntersuchung

Soor-Infektion
Befall mit dem Candida-Pilz

Spontanremissio
Spontane Rückbildung eines Tumors, ganz oder teilweise, vorübergehend oder dauerhaft, ohne wirksame Therapie

Sputum
Auswurf

Staging
Stadienbestimmung einer Krebserkrankung vor der eigentlichen Behandlung: Bestimmung der Größe des Ersttumors und seiner Ausbreitung innerhalb des befallenen Organs sowie des Befalls von Lymphknoten und anderer Organe. Die Einteilung der Tumorstadien ist standardisiert; bei den meisten Tumorarten wird das TNM-System verwendet. Das Staging dient der Auswahl der geeignetsten Behandlung

Stammzellen
Vorläuferzellen der Blutbildung im Knochenmark, aus denen alle Blutzellen hervorgehen und die sich ständig durch Zellteilung selbst erneuern.

Stenose
Dauerhafte Verengung von Hohlorganen, Kanälen, Gefäßen oder Öffnungen; zum Beispiel durch Tumorwachstum

Stents
Schmaler Faden, Röhrchen oder Katheter, das operativ oder endoskopisch eingesetzt wird und mit dem ein Durchgang in einem Organ offen gehalten werden soll, z. B. bei Stenosen

Stoma
Künstlich geschaffener Ausgang eines Hohlorgans (meist Harnwege oder Darm) an der Körperoberfläche.

Stomatitis
Entzündung der Mundschleimhaut; z. B. als Nebenwirkung einer Chemotherapie

Subcutan
In das Unterhautfettgewebe (zu verabreichen), z. B. bei Injektionen

subfebril
leicht erhöhte Temperatur (unter 38 °C)

Symptom
Krankheitszeichen

Syndrom
Krankheitsbild, das sich aus dem Zusammentreffen verschiedener charakteristischer Symptome ergibt

Systemische Erkrankung
Den ganzen Organismus betreffende Erkrankung

systemische Therapie
Therapie, die den ganzen Körper erfasst. In der Krebstherapie die medikamentöse Behandlung mit Zytostatika oder Hormonpräparaten oder Zytokinen

Szintigrafie
Bildhafte Darstellung von Gewebe – nach Verarbreichung einer radioaktiv markierten Substanz

Taxane
Klasse von Zytostatika, die erstmals aus der pazifischen Eibe gewonnen wurden. Taxane hemmen die Zellteilung, z. B. Docetaxel, Paclitaxel

TENS
Abk. für transkutane elektrische Nervenstimulation; Methode der Schmerzbehandlung

Teratogenität
Eigenschaften betimmter chemischer Substanzen, Mikroorganismen oder Strahlen, am Embryo Schädigungen und Missbildungen hervorzurufen

Testes
Hoden

Testosteron
Männliches Geschlechtshormon

Therapie
Behandlung von Krankheiten

Thermographie
Untersuchungsmethode zur Temperaturmessung in bestimmten Körperbereichen, von der aus auf das Vorhandensein z. B. eines Tumors geschlossen werden kann

Thorax
Brustkorb; Brustraum

Thrombozyten
Blutplättchen

Thrombozytopenie
Mangel an Blutplättchen (Thrombozyten)

TNF
Tumornekrosefaktor

TNM-Klassifikation
Internationale Einteilung der Krankheitsstadien bei Krebserkrankungen (Tumor, Nodus, Metastasen)

Tomographie
Schichtaufnahmeverfahren in der bildgebenden Diagnostik

Toxizität, toxisch
Giftwirkung einer Substanz, zum Beispiel eines Zytostatikums

Tracheostoma
Künstliche Atemöffnung der Luftröhre, die nach Entfernung des Kehlkopfes angelegt wird

Transfusion
Übertragung von Blut oder Blutbestandteilen

Transplantation
Übertragung von Organen oder Zellen.

TTS
Transdermales therapeutisches System; Pflaster, das einen medikamentösen Wirkstoff abgibt, der durch die Haut aufgenommen wird; z. B. zur Schmerztherapie mit Opioiden oder zur Hormontherapie

Tumor
Schwellung; im engeren Sinne Geschwulst

Tumorkachexie
Auszehrung bei Tumorerkrankungen

Tumorlysesyndrom
Teilweise lebensbedrohliche Stoffwechselstörungen, die bei raschem
Tumorzellverfall unter einer Chemotherapie; onkologischer Notfall, der
intensivmedizinische Maßnahmen erfordert

Tumormarker
Körpereigene Stoffe (meist Eiweiß-
Zucker-Verbindungen), die bei Tumorerkrankungen in erhöhten Konzentrationen ins Blut gelangen. Sie werden
vor allem zur Verlaufskontrolle von
bekannten Krebserkrankungen verwendet: Ein Anstieg der Tumormar-
ker-Konzentration im Blut kann ein
Zeichen für Tumorwachstum sein

Tumorsuppressorgene
Regulierende Gene, die normalerweise hemmend auf die Zellteilung
wirken. Der Ausfall eines Tumorsup-
pressorgens (z. B. des Gens p53) kann
die Tumorbildung begünstigen

Tumorvakzine
Aus Tumormaterial hergestellter Impfstoff

Tumorverdopplungszeit
Zeit, in der der Tumor sich auf das
Doppelte seines Volumens vergrößert

Tumorviren
Viren, die an der Entstehung von
Krebserkrankungen ursächlich betei-
ligt sein können

Ulzeration
Geschwürsbildung; z. B. bei oberflächlich gelegenen Tumoren an Haut
oder Schleimhaut

Urostomie
Künstlich in der Bauchwand angeleg-
ter Ausgang für den Urin

Uterus
Gebärmutter

Uteruskarzinom
Krebs der Gebärmutter

Vaginal-Karzinom
Bösartiger Tumor der Scheide

Vaginits
Scheidenentzündung

Vakzine
Impfstoff

Varizen
Krampfadern

Viskositätsstörungen
Blutgerinnungsstörungen

viszeral
die Eingeweide betreffend

Vulva
Äußere Genitalorgane der Frau

Vulvakarzinom
Tumor des weiblichen äußeren Geni-
tales

Wachstumsfaktoren
Zellhormone, die die Vermehrung von
Vorläufern der Blutzellen anregen und
damit die Blutbildung (Hämatopoese)
fördern

Xerostomie
Trockenheit der Mundhöhle

Zelle
Kleinste für sich lebens- und vermeh-
rungsfähige Einheit des menschlichen
Körpers

Zentraler Venenkatheter
Zugang über eine herznahe Vene, zum
Einbringen von Medikamenten

Zervix
(= Cervix uteri) Gebärmutterhals

ZNS
Zentralnervensystem (Gehirn und
Rückenmark)

Zyklus
Standardisiert ablaufende, mehrmals
wiederholte Einheit einer Chemotherapie

Zystitis
Blasenentzündung

Zytostatika
In der Chemotherapie verwendete
Medikamente, die das Wachstum
von Krebszellen hemmen, aber auch
normale Gewebe schädigen können

zytotoxisch
zellgiftig, zellschädigend

Literatur

Achtenberg, J.: Die heilende Kraft der Imagination. Scherz Verlag, Bern, München 1992.

Amman, W.O.: Erfolgreich gegen Krankheit und Krebs. Schweizer Verlagshaus, Zürich 1983.

Aulas, J.-J.: Alternative Krebstherapien. In: Spektrum der Wissenschaft. Verlag Spektrum der Wissenschaft, Heidelberg, 1997.

Aulbert, E.; Zech, D.: Lehrbuch der Palliativmedizin, Schattauer Verlag, Stuttgart 1997.

Aßmann, Chr.: Pflegeleitfaden alternative und komplementäre Methoden. Urban und Schwarzenberg, München 1996.

Bammer, K.: Krebs und Psychosomatik. Kohlhammer, Stuttgart 1981.

Brion, L.: 100 gesunde Rezepte. Gesellschaft zur Krebsvermeidung, Düsseldorf o. J.

Bührer, E.: Heilpflanzen und ihre Kräfte. Lingen, Köln 1981.

Buddenberg, C.: Brustkrebs. Psychische Verarbeitung und Verlauf. Schattauer, Stuttgart 1992.

Camrath, J.: Physiotherapie. Georg Thieme Verlag, Stuttgart 1983.

Clauss, V.; Mecky, I.: Kursbuch Pflege. Gustav Fischer Verlag, Stuttgart 1997.

Deutsche Krebsgesellschaft: Nebenwirkungen der Krebstherapie- so kann man sie lindern. Deutsche Krebsgesellschaft e.V.

Doenges, M. E.; Moorhouse, M.F.: Pflegediagnosen. Verlag Hans Huber, Bern Göttingen 1994.

Dold, U.; Sack, H.; Höffken, K.; Hermaneck, P.: Praktische Tumortherapie. Georg Thieme Verlag, Stuttgart 1993.

Erbar, P.: Onkologie. Schattauer, Stuttgart 1995.

Fellinger, K.; Kroner, Th.; Gaisser, A. (Hrsg.): Onkologische Krankenpflege. Springer-Verlag 1994.

Fischer-Rizzi, S.: Aroma-Massage, Irisana Verlag, München 1995.

Fietkau, R.: Ernährungstherapie bei Krebskranken. In: Pflege Zeitschrift 2/94. Kohlhammer Verlag, Stuttgart.

Foley, K.-M.: Schmerztherapie bei Krebspatienten. In: Spektrum der Wissenschaft. Spektrum der Wissenschaft, Heidelberg 1997.

Friebel, V.: Die Kraft der Vorstellung, TRIAS, Stuttgart 1993.

Fronius-Gauer, D.: Aromatherapie. Trautwein Ratgeber Edition 1997.

Glaus, A.; Senn H.: Supportive Pflege und Behandlung krebskranker Menschen. In: Pflege Zeitschrift 2/94, Kohlhammer, Stuttgart.

Greenwald, P.: Chemoprävention von Krebs. In: Spektrum der Wissenschaft. Verlag Spektrum der Wissenschaft, Heidelberg 1997.

Grifka, J: Naturheilverfahren. Urban und Schwarzenberg, München 1995.

Hahn, M.: Lebenskrise Krebs, Schlütersche Verlag, Hannover 1991.

Holland, J. C.: Die seelische Belastung bewältigen. In: Spektrum der Wissenschaft. Verlag Spektrum der Wissenschaft, Heidelberg 1997.

Jehn, U.; Berghof, H.: Supportive Therapie bei Leukämie-Patienten. Georg Thieme Verlag, Stuttgart 1992.

Jehn, U.; Berghof, H.: Die Betreuung des Krebspatienten. Georg Thieme Verlag, Stuttgart 1995.

Jehn, U.; Berghof, H.: Zytostatika, Hormone, Zytokine. Georg Thieme Verlag, Stuttgart 1995.

Jungi, W. F.; Senn, H. J.: Alternative Behandlungsmethoden bei Krebs. Gesellschaft zur Bekämpfung der Krebskrankheiten.

Kasper, H.: Ernährungsmedizin und Diäthetik. Urban und Schwarzenberg, München 1991.

Keller, H.-W.; Gawenda, M.: Ambulante künstliche Ernährung. Edition Pechstein, Dobersdorf 1995.

Klaschik, E.: Medikamentöse Schmerztherapie bei Tumorpatienten, Malteser-Krankenhaus Bonn. 2. überarbeitete Auflage o. J.

Kleeberg, U. R.: Vademecum der Tumortherapie. Edition Pechstein, Dobersdorf 1993.

Klemm, M.; Hebeler, G.; Häcker, W.: Tränen im Regenbogen. Attempto Verlag, Tübingen 1989.

Kristel, K.-H.: Pflege in Therapie und Praxis. Gustav-Fischer Verlag, Stuttgart 1997.

Kübler-Ross, E: Interviews mit Sterbenden. Kreuz Verlag Stuttgart

Kübler-Ross, E.: Reif werden zum Tode. Gütersloher Taschenbuch Verlag 1982.

Lievegoed, B.: Lebenskrisen – Lebenschancen. Kösel München 1997.

Lloyd J, Old: Immuntherapie gegen Krebs. In: Spektrum der Wissenschaft. Verlag Spektrum der Wissenschaft, Heidelberg 1997.

Löser, A.; Löser, B.: Chemotherapie-Curriculum für das Pflegepersonal. ASTA-Pharma Medica, 1991.

Löser, A.: Studienbuch Onkologie. Kohlhammer, Stuttgart 1992.

Löser, A.; Hoß, J.: Behandlung mit Strahlen und Chemotherapie. TRIAS, Stuttgart 1990.

Löser, A.; Dambacher: Osteoporose, Schlütersche Verlag, Hannover 1995.

Löser, A.: Das ANE-Syndrom als Nebenwirkung einer Chemotherapie. In: Die Schwester / Der Pfleger. Verlag Bibliomed Melsungen.

Margulies, A.; Kübler Ross: Verstehen, was Sterbende sagen wollen. Gütersloher Taschenbuch Verlag 1982.

Meerwein, F.: Einführung in die Psycho-Onkologie. Verlag Hans Huber, Bern, Stuttgart, Wien 1981.

Melchart; Wagner: Naturheilverfahren. Schattauer, Stuttgart 1993.

Miller; Kase, L.: Lokale Häufung von Krebsfällen. In: Spektrum der Wissenschaft. Verlag Spektrum der Wissenschaft, Heidelberg 1997.

Mischo-Kelling, M.; Zeidler, H.: Innere Medizin und Krankenpflege. Urban und Schwarzenberg, Stuttgart 1992.

Morant, R.: Schmerztherapie bei Tumorpatienten. In: Pflege Zeitschrift 2/94. Kohlhammer, Stuttgart.

Piper, I.; Piper, H.-Chr.: Schwestern reden mit Patienten, Vandenhoek und Ruprecht, Göttingen 1982.

Rumpler, B.: Schutt, K.: Massage. Falken 1990.

Ruoslahti, E.: Wie Krebs sich ausbreitet. In: Spektrum der Wissenschaft. Verlag Spektrum der Wissenschaft, Heidelberg 1997.

Sanders, E.-M.: Leben. Nymphenburger, München 1997.

Schlag, P.; Sensmeyer, A.: Krankenpflege in der chirurgischen Onkologie. Kohlhammer, Stuttgart 1990.

Schwarz, R.; Bernhard, J; Flechtner, M et al: Lebensqualität in der Onkologie. Zuckschwerdt-Verlag, München, Bern, Wien, San Francisco 1991.

Soyka: Schmerz, Pathophysiologie und Therapie. Schattauer, Stuttgart 1995.

Striebel, H. W.: Therapie chronischer Schmerzen. Schattauer, Stuttgart 1992.

Ströter, M.; Fichtner, L.: Religiöse Bedürfnisse von Patienten verschiedener Glaubensrichtungen und ihre Pflege im Krankenhaus. In: Beilage Deutsche Krankenpflegezeitschrift. Kohlhammer-Verlag, 2/ 1987.

Tausch, A.-M.: Gespräche gegen die Angst. Rowohlt, Reinbek 1985.

Theml, H.: Taschenatlas der Hämatologie. Georg Thieme Verlag 1991.

Thyller, M.: Wohltuende Wickel. Eigenverlag 1991.

Trichopulus, D.: Ursachen von Krebs. In: Spektrum der Wissenschaft, Verlag Spektrum der Wissenschaft, Heidelberg 1997.

Wagner, Franz Dr.: Akupressur, leicht gemacht. Gräfe und Unzer, München 1991.

Weinberg, R.: Wie Krebs entsteht. In: Spektrum der Wissenschaft. Verlag Spektrum der Wissenschaft, Heidelberg 1997

Werner., B.: Das Krebszeitalter. Knaur, München, 1993.

Wetzel, Th.: Tumorkachexie, Onkodialog Service, Pharmacia, Farmitalia Onkologie.

Willett, W. C.: Colditz, A; Mueller, N. E.: Strategien zur Krebsprävention. In: Spektrum der Wissenschaft. Verlag Spektrum der Wissenschaft, Heidelberg 1997.

Wolter, Chr.; Luppa, P.; Breul, J. et.al.: Humorale Tumormarker. In: Deutsches Ärzteblatt Heft 50, B-2597 – B-2600.

Zenz, M.:Medikamentöse Schmerztherapie. In: Deutsches Ärzteblatt B 1270– 1274.

Register

Angela Paula Löser

Ambulante Pflege bei Tumorpatienten

Medizinische Grundlagen – Pflegeplanung – Patientenbedürfnisse

Dieses Buches vermittelt den ambulant Pflegenden differenzierte Kenntnisse zur onkologischen Pflege und gibt Sicherheit für die Betreuung der Patienten. Neben einer Einführung in die medizinische Grundlagen von Krebserkrankungen Gibt Angela Paula Löser umfassende Informationen zu Diagnose und Therapie und zum Umgang mit Zytostatika. Risikofaktoren bei der Pflege sowie Symptome der Erkrankung stellt sie ausführlich dar.

2000. 400 Seiten, 87 Abbildungen, 49 Tabellen,
17,3 x 24,5 cm, Hardcover
ISBN 3-87706-479-5
€ 28,–

»Dieses Buch ist all den beruflich Pflegenden zu empfehlen, die sich noch mal fundiert und umfassend mit onkologischem Wissen auf medizinisch und pflegerischen Ebene auseinandersetzen möchten.«
Pflege aktuell

Angela Paula Löser

Osteoporose

Vorsorge – Therapie – Pflege

Gegen Osteoporose lässt sich etwas tun! Mit ausführlicher Beratung, frühzeitiger Behandlung und optimaler Aufklärung. Dieses Buch informiert umfassend über Diagnostik und Therapie der Osteoporose und beantwortet auch Fragen zur Prävention.

1995. 232 Seiten, 100 Abbildungen,
14,8 x 21,0 cm, Hardcover
ISBN 3-87706-380-2
€ 29,90

»Das Buch ist inhaltlich klar gegliedert, in einer einfachen Sprache gehalten und in einer Schrift gedruckt, die auch von älteren Menschen gelesen werden kann. Somit eignet sich dieses Buch nebst für Pflegende auch für interessierte Laien.«
Pflege

Stand November 2002. Änderungen vorbehalten.

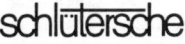

Klaus Röttger

Psychosoziale Onkologie für Pflegende
Grundlagen - Modelle - Anregungen für die Praxis

Klaus Röttger hat alle relevanten Grundkenntnisse der Psychosozialen Onkologie zusammengestellt. Zielgruppenorientiert und praxisnah vermittelt er die wissenschaftlichen Grundlagen. Viele Beispiele aus der praxis illustrieren die Forschungsergebnisse. Sie liefern Anregungen für die Pflegepraxis. Das Buch bezieht die Anforderungen des Lehrplans für die Weiterbildung zur Onkologie-Fachkraft ein. Ein wichtiges Lehrbuch für die Weiterbildung zur Fachkrankenschwester in der Onkologie und ein grundlegendes Nachschlagewerk.

2002. 168 Seiten,
17,3 x 24,5 cm, Hardcover,
ISBN 3-87706-719-0
€ 26,90 / sFr 45,-

Olivia Dibelius · Marianne Arndt (Hrsg.)

Pflegemanagement zwischen Ethik und Ökonomie
Eine europäische Perspektive

Die Autoren diskutieren, ob Ökonomie und Ethik unüberbrückbare Gegensätze sind. Sie untersuchen, wie die Pflege- und Wirtschaftsethik dazu beitragen kann, diese vermeintlichen Widersprüche zu überwinden. Das Buch enthält Beiträge zum Pflegemanagement aus europäischer Sicht. Es stößt die kritische Auseinandersetzung mit den ethischen und ökonomische Konflikten an. Weder im deutsch- noch im englischsprachigen Raum gibt es bisher ein vergleichbares Buch.

2002. 124 Seiten,
17,3 x 24,5 cm, Hardcover,
ISBN 3-87706-709-3
€ 26,- / sFr 44,-

Stand November 2002. Änderungen vorbehalten.

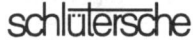 schlütersche